TRAITÉ

DES FIÈVRES

ET

DES INFLAMMATIONS.

TRAITÉ
DES FIÈVRES
ET
DES INFLAMMATIONS

DE JOSEPH QUARIN,

MÉDECIN DE L'EMPEREUR JOSEPH II, MÉDECIN EN CHEF DE L'HÔPITAL DES FRÈRES DE LA MISÉRICORDE, MEMBRE DE PLUSIEURS ACADÉMIES.

Ouvrage traduit du latin sur l'édition de Vienne de 1781, avec des notes du Traducteur, PAR J. B. EMONNOT, DOCTEUR EN MÉDECINE.

TOME SECOND.

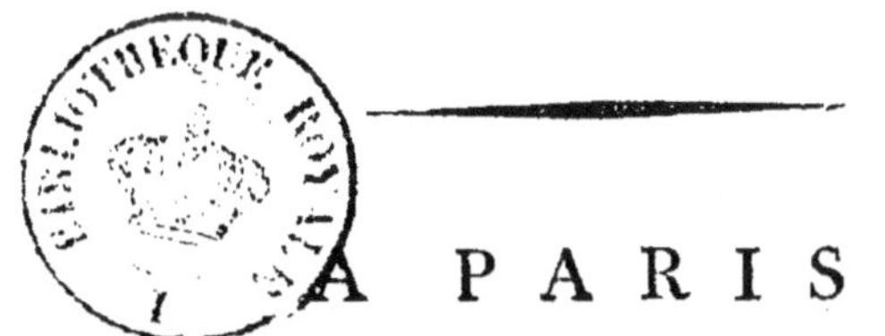

A PARIS,

Chez
{
LOGEROT-PETIET, imp., rue et maison des Capucines, vis-à-vis la place Vendôme.
RÉMONT, lib., quai des Augustins, n°41.
L'Auteur, rue Notre-Dame-des-Victoires, n°. 58.
}

AN VIII.

TRAITÉ

DES

INFLAMMATIONS.

CHAPITRE XIII.

DE L'INFLAMMATION EN GÉNÉRAL.

L'INFLAMMATION est une tumeur rouge , luisante , rénitente , accompagnée de chaleur et de douleur locale , de la dureté du pouls , et de lésion de fonction dans la partie affectée.

La réunion de tous ces signes n'est pas nécessaire pour constituer l'inflammation ; car quelquefois l'intumescence de la partie enflammée n'est pas sensible à l'œil ; d'autrefois les malades n'éprouvent que de l'anxiété et ne ressentent pas de douleur , comme il arrive dans la péripneumonie et l'hépatitis. Dans l'ophthalmie et dans quelques espèces d'angine , le pouls n'a ni force ni dureté , et même dans certaines inflammations très-graves négligées ou mal traitées, on le trouve petit et faible. Enfin il est un genre d'inflammation latente, très-rare à la vérité, qui ne se manifeste par aucun signe apparent. DEHAEN (1) rapporte l'exemple d'une inflammation de l'estomac portée au plus haut période et suivie de gangrène, dans laquelle le pouls, presque jusqu'au dernier moment, n'avait annoncé ni fièvre ni disposition gangréneuse ; bien plus, on n'avait reconnu, pendant tout le cours de la maladie, aucun signe de douleur au ventricule, et les fonctions de ce viscère n'avaient point paru lésées. On lit le fait suivant dans les actes de l'académie des curieux de la nature (2) : A l'ouverture d'un cadavre, on trouva les intestins violemment enflammés, la maladie avait été accompagnée des douleurs les plus aigües, et cependant on n'avait remarqué, pendant sa durée, aucun mouvement fébrile, ni aucune altération dans le pouls.

____

(1) Ration. med. Part. 6, pag. 263.

(2) Cette observation très-singulière et dont le trait, le moins frappant peut-être, est celui qui trouve ici sa place, est de ROSA, et elle a été insérée dans le recueil cité, non au tom. 3, auquel renvoie QUARIN, mais au tom. S, obs. 47. (*Note du traducteur.*)

MORGAGNI cite un autre intéritis très-grave dont le sujet, pendant tout le cours de la maladie, avait été exempt de toute espèce de douleur (1).

Au reste, ce caractère insidieux est plus naturel aux fièvres bilieuses et putrides qu'à celles qui sont vraîment inflammatoires (2).

Les auteurs ne sont point d'accord sur la cause

---

(1) RIVIERE, BONNET, VALSALVA, ALBERTINUS nous fournissent plusieurs observations analogues à celles qui viennent d'être rapportées. MORGAGNI ne s'en tient point à celle citée par l'auteur. VAN-SWIETEN parle, avec éloge, d'un avertissement salutaire de SIMSON, lequel est ainsi conçu :

« Que les médecins se gardent de croire que là où il n'y a
» pas de fièvre, il n'y a pas d'inflammation ; car souvent,
» lorsque les intestins ou l'estomac sont enflammés, les ma-
» lades ressentent des douleurs fixes dans ces parties,
» quoique le pouls ne soit nullement fébrile. »

Ce dernier médecin (voy. *The system of the Womb*, etc., *by* THOMAS SIMSON) ajoute avoir vu de fausses pleurésies épidémiques qui, si on ne se hâtait de les combattre par la saignée et les autres moyens antiphlogistiques, se prolongeaient pendant plusieurs mois sans altération du pouls ; enfin, AVICENNES et RHAZÈS parlent d'une frénésie avec inflammation du cerveau et des méninges, pendant le cours de laquelle on ne remarqua pas le plus léger mouvement de fièvre, etc. (*N. du tr.*)

(2) SELLE, Rudiment. pyretolog. methodic. Pag. 108.

de l'inflammation; les uns l'attribuent à la ténacité seule des humeurs ; d'autres la font dépendre d'une certaine acrimonie irritant les parties sensibles ; quelques-uns sont d'avis qu'elle est le produit de ces deux causes réunies.

BOERRHAVE assigne, pour cause prochaine à l'inflammation, la stagnation du sang dans les vaisseaux artériels, et l'impétuosité plus grande des humeurs dans les conduits qui aboutissent à la partie enflammée.

Suivant d'autres médecins, elle est produite par le sang qui transsude à travers les artères et s'extravase dans le tissu cellulaire. A leur avis, on explique ainsi, d'une manière plus satisfaisante, l'inflammation que fait naître l'application des substances acres.

Ces derniers fondent leur sentiment sur ce que la suppuration et la gangrène ont leur siège dans le tissu cellulaire. Ils s'étayent encore de ce que les injections faites par MECKEL dans les vaisseaux sanguins, ont pénétré, non dans le systême lymphatique, mais dans la membrane cellulaire; enfin, ils appuient leur opinion d'une expérience par laquelle on voit que chez les animaux, auxquels on a fait faire beaucoup de mouvemens avant de les faire périr, l'aorte est enflammée par le sang qui en exude.

Cette question a été plus amplement discutée par ERNEST PLATNER (1) et par HALLER (2) qui dit (3) avoir vu lui-même cette sueur sanguine répandue dans les cellules du poumon.

D'une autre part, l'engorgement des vaisseaux dans l'ophthalmie est démontrée par la simple autopsie.

Il est possible que l'opinion des uns et des autres soit également fondée (4), et HALLER convient

(1) Supplem. in institutiones chirurg.

(2) Phisiologiæ major. Tom. I.

(3) Opuscul. patholog. observ. 14, histor. I.

(4) Les partisans de l'un et de l'autre systême ne pèchent, ce me semble, que faute d'en faire une application précise et circonstanciée. Lorsque l'inflammation est modérée, le sang obstrue les vaisseaux artériels, mais ne les gorge pas encore au point d'être forcé, par excès de plénitude, à transsuder à travers leurs tuniques. Si l'inflammation s'accroît, c'est-à-dire, si le volume du sang stagnant dans ces mêmes vaisseaux vient à augmenter, le fluide surabondant et qui désormais ne peut plus être contenu dans leur capacité, transpirera, comme par irroration, dans les parties voisines. Enfin si, dans cette circonstance, les causes de l'inflammation subsistent avec la même intensité, et bien plus encore, si elles acquièrent une nouvelle force, le dégorgement lent et faible qui s'opère à travers les

que, dans le principe de l'inflammation, les vaisseaux artériels peuvent être engorgés, mais,

« Non nostrum inter vos tantas componere lites (1) ».

Et, la question fût-elle résolue, peut-être n'en résulterait-il aucune diversité dans le traitement, car, dans l'une et l'autre hypothèse, l'indication reste la même, et les moyens curatifs doivent tendre également, dans les deux cas, à ralentir le mouvement de la circulation, à atténuer la consistance du sang et à corriger son acrimonie.

Cet engorgement sanguin des vaisseaux, ou cette extravasation du sang dans le tissu cellulaire, peut naître d'une multitude de causes : telles sont les matières acres introduites dans le corps, une chaleur excessive ou un mouvement violent, la

---

tuniques vasculaires n'étant point en proportion égale à l'afflux du sang qui continue à se porter à la partie enflammée, l'engorgement parvient à son comble, le calibre des vaisseaux est forcé, ils se rompent et se vident dans le tissu cellulaire environnant, d'où la suppuration, la gangrène, etc. A l'aide de cette théorie qui semble plausible, on explique, d'une manière satisfaisante, les divers phénomènes, que BOERRHAVE et HALLER, ainsi que les partisans de l'un et de l'autre citent, chacun, à l'appui de leur opinion. (*Note du traducteur.*)

(1)« Il ne m'appartient pas de juger un si grand différent.»

suppression de quelque évacuation habituelle, les coups, les chutes, etc.

Le moyen âge est plus sujet aux maladies inflammatoires que l'enfance et la vieillesse.

Le pronostic de toute inflammation varie en raison de l'âge du sujet, de son idio-syncrasie, et de la constitution épidémique.

On conçoit facilement en effet que l'inflammation soit moins grave chez les femmes et dans la première jeunesse, où les vaisseaux ont plus de souplesse et les humeurs plus de fluidité que chez les adultes et chez ceux dont le corps est brisé par de pénibles travaux.

Le danger est double dans la grossesse, car à celui de l'inflammation se joint celui d'une fausse-couche.

L'inflammation de quelque viscère essentiel à la vie, comme le poumon, le foie, etc., si elle vient à se compliquer avec la phthisie, est presque toujours mortelle.

Chez les scorbutiques, l'inflammation la plus légère, fût-elle occasionnée par une cause externe, si elle a son siège aux jambes, se termine toujours par ulcération, et jamais par résolution.

VAN-SWIETEN a observé qu'il en était de même

chez tous les sujets atteints d'une cacochymie acrimonieuse.

Si, dans les maladies inflammatoires, le pouls se ralentit tout-à-coup, tandis que les autres symptômes persistent avec la même force, c'est le signe d'un danger certain.

L'inflammation se termine par une résolution bénigne, par des évacuations critiques et par métastase, ou elle dégénère en gangrène, en sphacèle ou en squirre.

On ne doit espérer la résolution que lorsque le mal est léger et la condition des humeurs bonne.

Les évacuations sont critiques, lorsqu'elles soulagent les malades, et qu'elles ne s'opèrent qu'après la coction des humeurs.

Elles ont lieu pour l'ordinaire par la même voie qui, dans l'état de santé, sert d'émonctoire à l'organe malade. Ainsi, la crise de l'intéritis ou de l'hépatitis se fait communément par les selles, la crise de la néphrétique par les urines, et celle de la péripneumonie par l'expectoration.

On doit s'attendre à la métastase, lorsqu'il ne s'annonce aucun autre genre de terminaison, ni résolution, ni évacuations critiques, et que dans le même tems, d'autres parties, comme les glandes parotides, inguinales, etc., commencent à se tuméfier, à rougir et à devenir douloureuses.

Si le transport de la maladie s'effectue sur les parties vitales, telles, par exemple, que le foie, la rate, etc., la mort est le plus souvent inévitable, à moins qu'il ne survienne promptement quelqu'évacuation critique à la suite de cette métastase.

L'inflammation, lorsqu'elle est violente, sans être néanmoins portée au plus haut degré, doit se terminer probablement par la suppuration s'il ne se manifeste d'ailleurs aucun signe de résolution ni d'évacuations critiques.

On reconnaît que la suppuration s'établit dans une partie vitale, par la rémission des symptômes, par de légers frissonnemens sans cause apparente, par une petite fièvre et par un sentiment de pésanteur qui succède à la douleur aigüe dans l'organe affecté.

Quelquefois cependant, quoique la suppuration soit en pleine maturité, la douleur continue à sévir très-vivement. Dans ce cas, elle est l'effet de la distension et de la dilacération de la peau occasionnées par la collection du pus et l'accroissement progressif de son volume.

La fluctuation que l'on regarde comme le signe

de la maturité de la suppuration, n'est pas toujours facile à reconnaître, même dans les parties externes, à moins que la tumeur soit proéminente; car, si l'abcès est situé dans une portion du pannicule adipeux profondément enfoncée dans l'épaisseur des muscles, il ne sera pas facile de distinguer s'il y a fluctuation.

Quelquefois le dépôt purulent, par son accroissement excessif, comprime tellement les vaisseaux cutanés que le cours de la circulation est intercepté dans la partie abcédée; d'où la lividité de la peau et la gangrène.

Si le pus s'amasse dans une poche, il forme ce qu'on appelle une vomique.

Le pus, s'il n'est évacué à tems, forme, par son séjour dans la partie où est établi son foyer, des érosions, des sinus, des fistules, ou bien il est resorbé, et la fièvre ne tarde pas à s'allumer.

PLATNER, le jeune, doute de la résorption de la matière purulente, et, suivant lui, c'est une erreur de croire que le pus soit formé par le sang stagnant et décomposé, et par les débris de la tunique adipeuse et des vaisseaux; il est d'avis que, dans les maladies accompagnées de suppuration, la matière purulente est répandue dans toute la masse du sang, et que les maux que l'on croit être la conséquence de la rentrée du pus, doivent être attribués à l'effort de la nature pour séparer et excréter ce ferment purulent, et, en même tems, à l'inertie, à une certaine imbécillité des viscères, qui, dans le cas supposé, les rendent incapables de seconder efficacement ce salutaire effort.

Je ne prétends pas nier l'existence de la diathèse purulente dans le sang; car on voit quelquefois s'écouler une si grande abondance de pus d'une très-petite plaie, qu'il serait impossible qu'avec de semblables dimensions, elle eût pu suffire à le contenir et à l'élaborer en totalité.

Mais, d'une autre part, j'ai vu des accidens très-graves qui n'étaient certainement dus qu'à la résorption du pus, et, c'est en vue d'obvier à cet inconvénient, que PRINGLE engage les gens de l'art à ouvrir de bonne heure les abcès qui se forment dans les fièvres continues.

La vomique ouverte est plus ou moins dangereuse, suivant la nature du pus qu'elle contient et la partie où elle est située.

Le pus, pour être bien conditionné, doit être blanc, lié, semblable à la crême, onctueux au toucher, inodore. Plus il s'éloigne de ces qualités, plus il est mauvais.

Quelquefois, dans les maladies aigües, il se forme tout-à-coup des dépôts vraîment purulens, sans qu'ils aient été précédés d'aucun signe d'inflammation topique, ni de suppuration dans aucune partie du corps (1).

La gangrène succède à l'inflammation, lorsque celle-ci est portée au plus haut période, que la rougeur de la partie est très-foncée et déja un peu purpurine, que la chaleur locale est brûlante, et lorsque la douleur déja très-violente prend sans cesse de nouveaux accroissemens.

La disparition subite et sans cause apparente des symptômes inflammatoires, la débilité du malade et le froid des extrémités indiquent que la gangrène est formée.

Si le mal est externe, on verra la partie se couvrir d'une couleur cendrée, brune, livide, noire, et on remarquera à sa surface de petites pustules remplies d'un ichor jaunâtre, sanguinolent ou noir.

Quoiqu'à proprement parler, la sensibilité soit éteinte dans une partie gangrénée, il arrive assez souvent que ses alentours qui sont encore vifs et enflammés deviennent douloureux ; ce qui est d'un

______

(1) Swieten, tom. 3, pag. 340.

bon augure , s'il y a rougeur , douleur , chaleur , et tension dans toute la circonférence de la partie gangrénée , et si ces symptômes ne sont pas portés à un point d'intensité , tel qu'il y ait lieu de craindre que cette inflammation secondaire elle-même se termine encore par la gangrène.

Car cette rougeur , cette douleur , etc. , sont un indice certain que la nature travaille à séquestrer les chairs mortes et corrompues , et à les séparer des parties vives qui les avoisinent.

Le danger de la gangrène varie en raison de l'importance de l'organe affecté et en raison de l'âge, du tempérament et des forces du malade.

Quand la partie gangrénée est privée de toute espèce de sensibilité et d'action , et quand elle répand une odeur cadavéreuse , elle forme ce qu'on appelle le sphacèle.

Lorsque le sphacèle s'empare d'une partie cutanée , cette partie offre l'image d'un cuir desséché; par-tout ailleurs , le sphacèle ressemble davantage à la gangrène humide.

La gangrène est un principe de mortification, le sphacèle est la mort même de la partie.

La gangrène a pour l'ordinaire son siège dans la membrane adipeuse , le sphacèle attaque toutes les parties et même les os.

La gangrène se manifeste en premier lieu, et le sphacèle ne vient communément qu'à sa suite, à moins qu'il n'ait son principe dans la dissolution de la substance osseuse ou médullaire, ou dans celle du périoste.

Le sphacèle est un accident toujours dangereux, il l'est plus ou moins, suivant l'âge, le tempérament du sujet et le siège de la mortification.

Le péril est extrême, si le sphacèle est accompagné de hoquets, de sueurs froides, et s'il gagne les parties supérieures.

L'inflammation se termine aussi quelquefois par une tumeur dure et indolente qu'on nomme squirre, et dont les glandes sont ordinairement le siège. On voit encore des squirres se former dans les autres parties ; il arrive aussi très-souvent qu'ils ont lieu sans inflammation précédente.

Le squirre n'est pas dangereux en soi ; mais, s'il prend des accroissemens, il peut, en comprimant par l'excès de son volume les parties voisines, faire naître une inflammation, ou être une cause d'atrophie ou de sphacèle.

La cure du squirre est toujours difficile. La matière de la tumeur amassée et épaissie dans le corps des glandes se trouve comme placée hors du cours de la circulation, et n'est plus directement soumise à l'action du sang artériel.

Mais on obtient encore bien plus difficilement la guérison de ceux qui sont invétérés ou qui occupent des glandes très-composées.

Si le malade éprouve à la partie squirreuse un certain chatouillement et de la demangeaison, s'il y survient de la rougeur et une douleur pungitive et brûlante, si cette couleur rouge devient par suite pourprée et livide, si la tumeur offre plus de dureté, si elle est rude au toucher, et si elle s'élève en pointe, enfin si les vaisseaux voisins sont gonflés, variqueux, durs et noirs, c'est alors ce qu'on appelle un cancer, lequel, sans être précédé par un squirre, peut naître primitivement dans certaines parties, telles que la langue et les lèvres (1), et dans ce cas quelques médecins le nomment cancer fongueux.

---

(1) Le cancer peut se fixer dans toutes les parties où rampent les plus petits vaisseaux de toute espèce. WISSMANN en a vu au péricrane, autour des oreilles, aux joues; FORESTUS, au grand angle de l'œil; on en a observé aux tempes, aux narines, au menton, aux gencives, à la vessie, à l'urètre de la femme, à la verge, à l'anus, aux jambes (voy.

Le premier est surnommé cancer occulte, et il prend le nom de cancer ouvert, dès que la tumeur est légèrement excoriée, et qu'elle suinte une humeur acre, ténue, ichoreuse.

Le cancer occulte, s'il est situé extérieurement, est facile à reconnaître, mais on ne distingue pas aussi facilement celui qui se forme dans les parties intérieures.

Les signes d'un squirre préexistant, la chaleur et la douleur dans la partie où le malade n'éprouvait précédemment qu'un sentiment de pésanteur, éclairent en ce cas le diagnostic.

Le pronostic est très-fâcheux. On peut exister long-tems, sans incommodités très-graves, avec un cancer occulte, s'il est indolent, et si celui qui en est atteint, vit avec tempérance ; mais, s'il est ouvert et douloureux, le mal gagne et s'étend, il répand une odeur cadavéreuse, et, à ces premiers symptômes, succèdent bientôt les hémorragies interminables, la fièvre, les convulsions et la mort.

Dissertation sur le cancer, par PEYRHILE). En général, suivant HIPPOCRATE et CELSE, le cancer a le plus souvent lieu aux parties supérieures, et BORDEU a remarqué qu'il se plaçait plutôt au côté droit qu'au côté gauche. (*Note du traducteur.*)

Je

Je serai succinct sur les généralités du traitement des maladies inflammatoires. Car d'abord les moyens externes ne sont pas de mon sujet et appartiennent spécialement à la chirurgie; et quant à la partie médicale, je crois en avoir parlé assez au long, dans les chapitres suivans, en traitant de l'inflammation particulière de chaque viscère.

Les indications générales consistent à reprimer l'impétus des humeurs, à les détourner des parties vitales, à les exciter si elles sont dans la torpeur, à diviser celles qui sont trop épaisses, à favoriser leur coction si elles sont dans un état de crudité, puis enfin, à les évacuer.

On combattra le mouvement impétueux des humeurs, et on en opèrera la dérivation par les saignées, les sang-sues, les lavemens, les fomentations, les sinapismes et les purgatifs anti-phlogistiques.

La saignée est le moyen le plus péremptoire à opposer à l'inflammation, soit pour diminuer le volume des humeurs, soit en vue de calmer leur impétuosité, et d'affaiblir le frottement, soit enfin pour favoriser l'action des remèdes délayans et fondans, en dégorgeant les vaisseaux obstrués.

Il convient, autant qu'il sera possible, d'ouvrir

Tome II. B

la veine dans la partie la plus rapprochée du siège de l'inflammation.

Du reste je renvoie le lecteur à ce qui a été dit au chap. II, pag. 12 et suiv., relativement à la saignée.

La phlébotomie est propre, non seulement à combattre victorieusement la phlogose actuelle, mais elle est encore un puissant moyen de la prévenir dans les sujets qui annoncent y avoir de la disposition, chez ceux dont les vaisseaux se contractent avec force, dont les humeurs ont trop de densité, qui font excès de liqueurs spiritueuses, ou qui par la nature de leurs occupations sont contraints de supporter les injures de l'air ou de se livrer à des mouvemens violens. FRÉDÉRIC HOFFMANN rapporte avoir vu, chez des jeunes gens d'une complexion sanguine, des fièvres aiguës dégénérer, par l'omission de la saignée, en frénésie et en inflammation mortelle de l'estomac ou des poumons.

Mais ceux-là ne sont pas dignes du nom de médecin qui, par un excès opposé, saignent à la moindre douleur, pour le plus léger échauffement et pour toute espèce d'anxiété. LOMMIUS (1) et

____

(1) De curandis febribus continuis. Pag. 25.

VAN-SWIETEN, entre autres, ont vu résulter de cet abus l'épuisement des forces et l'hydropisie, SYDENHAM, la manie, TISSOT, l'hystéricisme, les spasmes et les convulsions (1).

____

(1) Une conséquence funeste et inévitable des saignées fréquentes, fussent - elles même nécessaires, est de faire naître une disposition pléthorique habituelle chez ceux qui n'y sont pas sujets, et de l'augmenter chez les autres; plus un homme a été saigné, plus il aura besoin de l'être, et à chaque saignée le principe restaurateur réunissant, pour ainsi dire, tous ses efforts pour remplacer le fluide évacué, et en recréer de nouveau, finira, après un certain tems, par diriger habituellement, et d'une manière plus spéciale, son action vers la sanguification. Il résultera de cette habitude imprimée à la nature, une espèce de cachexie sanguine, pour parler le langage de BORDEU, qui rendra toujours plus indispensable l'usage de la saignée; celle-ci, de son côté, développera de plus en plus la disposition pléthorique, jusqu'à l'époque enfin où les forces de la vie étant usées par ce travail continu et extra-naturel, le sang mal élaboré s'appauvrit chaque jour davantage, et le sujet tombe dans un épuisement irréparable. De là les hydropisies, les paralysies, l'imbécillité phisique et morale, et une vieillesse anticipée. Il n'est pas de médecin un peu observateur, qui n'ait remarqué que telle est la fin la plus ordinaire de ceux qui, pendant le cours de la vie, ont subi de fréquentes évacuations sanguines. C'est très - souvent par des causes analogues que naissent les autres cachexies, bilieuses, séreuses, laiteuses, etc. _(Note du traducteur.)_

B 2

GALLIEN a porté un excellent jugement sur l'inconvénient des saignées de précautions trop répétées. Il n'est pas prudent, dit-il, de se faire ouvrir la veine plusieurs fois par an, car il s'échappe avec le sang un esprit vital dont la déperdition éteint la chaleur naturelle et déprave toutes les fonctions.

Les remèdes qu'il convient d'opposer à l'épaississement et à la crudité des humeurs dans l'inflammation, sont ceux qui relâchent et résolvent sans augmenter l'impétus. Tels sont les décoctions d'orge, d'avoine, de chiendent, de guimauve, le rob de sureau, le miel, l'oximel, les sirops composés avec les fruits d'été auxquels on associera le nitre à fortes doses (1).

Si la fièvre languit, ce que l'on reconnaît à l'état des forces, à celui du pouls, et à toute l'ha-

---

(1) Le nitre, ainsi que tous les sels neutres, est doué d'un principe stimulant et irritant; sous ce rapport, il est contr'indiqué, au moins à fortes doses, dans les maladies inflammatoires, et si on l'emploie dans ces circonstances, ce ne doit être qu'après avoir modéré la violence de la maladie par les moyens préalables usités. Dans ce cas même, un demi-gros, par pinte de boisson, est déja une dose très-forte, et celle qu'on doit employer, alors, est depuis douze jusqu'à vingt grains, ou, au plus, un scrupule. (*Note du traduc.*)

bitude du malade, il faut renoncer aux évacuations ainsi qu'aux remèdes éminemment rafraîchissans qui ne pourraient qu'affaiblir davantage l'énergie fébrile, et on recourrera aux boissons vineuses, aux vésicatoires, au camphre, au musc.

Les vésicatoires, suivant le judicieux avis de LUDWIG, ne conviennent point aux sujets d'un tempérament sec, sur-tout dans le cas de spasme violent, ou lorsqu'il se manifeste une disposition inflammatoire universelle.

Quand on a appliqué un épispastique, il faut se contenter d'ouvrir la phlyctène dès qu'elle est formée, afin de donner issue au fluide qu'elle contient; mais on doit se garder de lever l'épiderme, car c'est augmenter à pure perte les souffrances des malades (1).

------

(1) On doit, non-seulement dans l'espèce présente, mais encore dans beaucoup d'autres cas, se contenter de donner issue au fluide amassé sous l'épiderme, et laisser aussitôt sécher le vésicatoire. Cette méthode, qu'on surnomme anglaise, est bien autant celle des Allemands chez lesquels elle est fort répandue. Il est à desirer qu'elle soit plus généralement adoptée par les médecins français qui, jusqu'ici, ne paraissent pas avoir assez apprécié ses avantages et sa supériorité dans un grand nombre de circonstances. Mais alors un seul vésica-

Pendant la suppuration , il faut parfois exciter et d'autrefois réprimer le mouvement.

---

toire suffit rarement, et quelquefois il est nécessaire d'en appliquer successivement deux , trois, et même plus, aux lieux les plus opportuns. Cette pratique est préférable toutes les fois qu'il y a torpeur, défaut d'action ou d'énergie vitales ; dans tous les cas où il faut discuter, atténuer; dans la paralysie; dans les engorgemens indolens ; dans les maladies pituiteuses, phlegmatiques ; dans celles de la poitrine caractérisées par des crachats épais, tenaces, glutineux qui inondent et engouent les poumons et dont l'excrétion est aussi nécessaire que difficile ; dans les pleurésies rhumatismales où, suivant STOLL, elle est comme spécifique, en ne l'employant toutefois que lorsque l'inflammation est calmée ; enfin , dans les maladies de la peau, et je n'entends pas parler seulement des maladies éruptives où l'application des cantharides ne convient que lorsque les forces de la nature sont insuffisantes pour compléter l'éruption, je parle sur-tout d'une affection plus fréquente peut-être dans les grandes villes que toutes les autres maladies congénères réunies, et dans laquelle l'organe cutané languissant, inert et presque sans vie , n'exécute plus qu'imparfaitement ses grandes et importantes fonctions. Une multitude de maladies chroniques et même aiguës, chez ceux sur-tout qui vivent dans l'abondance et la mollesse, chez les gens de cabinet, les personnes sédentaires, les prisonniers, et chez tous ceux enfin qui sont privés d'un air pur, ce puissant aiguillon de la peau, appartiennent secrètement à cette cause trop peu étudiée, et sur laquelle il est bien nécessaire d'appeler l'attention des médecins. Dans tous ces cas , les vésica-

On juge que l'action vitale n'est ni trop forte
ni trop faible, si la chaleur de la partie enflammée

---

toires volans sont d'une efficacité bien supérieure aux autres,
et doivent être préférés.

On objectera que je m'empare de toutes, ou presque toutes, les indications ordinaires du vésicatoire suppurant. Il
serait à souhaiter sans doute que la méthode, trop peu usitée,
dont j'ai vanté les bons effets d'après ma propre expérience et
celle bien plus imposante d'une multitude de médecins célèbres, pût remplacer l'autre dans tous les cas. On sauverait à
certains malades des douleurs déchirantes lesquelles bboulever-
sent les fonctions, et, agissant en sens contraire du remède,
affaiblissent singulièrement, si elles n'annihilent pas son
effet. Mais il reste encore un grand nombre de cas dans
lesquelles l'ancienne pratique est préférable, et d'abord il
est des circonstances mixtes où l'on peut, avec avantage,
associer l'une et l'autre méthode, et après avoir établi un
vésicatoire permanent, en placer ici ou là un second et
quelquefois un troisième qu'on laisse sécher après le premier flot, ou même, suivant la pratique de FRANK, le fils,
qu'on ne laisse sur la peau que le tems nécessaire pour agir
comme rubéfiant, sans lui donner celui de produire un épanchement de sérosité. Les vésicatoires doivent être entretenus
dans les maladies topiques et qui tiennent à un vice local ;
dans les maladies chroniques de la tête, des yeux, des oreilles, etc., dans les métastases ; dans tous les cas où l'application d'un épispastique étant jugée indispensable, il existe
d'autre part, chez le sujet, une grande sensibilité ou une irrita-

a une certaine intensité, sans cependant excéder beaucoup le degré de chaleur naturelle, si la douleur se fait sentir, mais sans violence, et si la tumeur et la rougeur augmentent, mais peu-à-peu et insensiblement.

Il n'y a pas de suppuratif universel ; les remèdes de ce genre, doivent varier suivant l'indication que fournit le mouvement modéré ou immodéré des humeurs.

Ainsi, on prescrira aux jeunes gens, si la chaleur est excessive, les cataplasmes avec le lait; tandis qu'il sera nécessaire, si les sujets sont mélancholiques, vieux ou d'une complexion froide, de mettre en usage les stimulans, comme les

---

bilité excessive qu'il est important de ménager, et qu'on doit craindre d'exciter davantage par des applications réitérées, etc.

Dans les circonstances même où les vésicatoires doivent suppurer, le plus souvent il est nuisible d'emporter l'épiderme dès le jour où on lève le premier appareil. C'est exciter à pure perte, dans le plus grand nombre des cas, chez les malades, une douleur des plus cuisantes et des plus aigües ; il suffit, dans ce premier moment, d'ouvrir et vider la phlyctène, et de panser à l'ordinaire. Le lendemain, ou le second jour au plus tard, comme je l'éprouve constamment, la surpeau se détachera d'elle-même, la douleur sera nulle ou très-légère, et l'évacuation ne sera guères moins abondante. (*Note du traducteur.*)

oignons cuits sous la cendre, la gomme ammoniaque, le galbanum.

Lorsque le pus est en parfaite maturité, il faut
lui donner issue.

Si la situation du dépôt le permet, on procè-
dera à son ouverture, au moyen de l'instrument
tranchant ou à l'aide du caustique.

Mais Van-Swieten remarque que ce dernier
procédé est le plus douloureux, qu'il agit lentement, et que la séparation de l'escarre est quelquefois accompagnée de souffrances très-vives.
D'ailleurs, les caustiques donnent lieu à des ci-
catrices plus difformes.

L'ouverture pratiquée à l'abcès doit être cou-
verte d'un plumaceau; on prendra garde qu'elle
ne soit comprimée ni par les emplâtres, ni par
les bandes, ce qui nuirait au libre écoulement
du pus.

On évitera également d'introduire dans cette
ouverture des tentes de charpies, car la matière
purulente ne trouvant plus d'issue, se répandrait
dans le pannicule adipeux si perméable de sa nature, et y formerait des clapiers; enfin, on dé-
tergera soigneusement la partie, et on travaillera
à former et à consolider la cicatrice.

Je ne parlerai point ici de la gangrène causée

par le froid, par les contusions des troncs nerveux ou de l'épine dorsale, ni de la gangrène sénile.

Dans la gangrène qui succède à l'inflammation, on doit avant tout examiner s'il y a excès ou défaut de forces.

Si le pouls est grand, fort et même un peu dur, si la chaleur est exorbitante et s'étend jusqu'aux extrémités, si les urines sont colorées et rouges, on doit en inférer que le mouvement de la circulation a besoin d'être réprimé, et quelquefois, mais rarement, cette circonstance exige la saignée.

Les autres remèdes qui conviennent dans ce cas, sont les antiphlogistiques, le vinaigre, le suc de citron, etc.

Si la soif est violente, on aura recours aux acides minéraux étendus de manière à composer une boisson légèrement acidule.

Si, au contraire, le pouls est faible et si les forces sont abattues, on emploiera les excitans et les cardiaques, tels que les vins du Rhin ou d'Autriche, le camphre, la mélisse, la menthe et même la rue.

Du reste, l'indication générale, dans toute espèce de gangrène, consiste à fortifier, à prévenir la résorption du principe putride, et à s'opposer à ses progrès.

Le quinquina , donné à la dose d'une , deux et quelquefois même trois onces dans l'espace de vingt-quatre heures , satisfait en même tems à cette triple indication.

HAMPIUS, Allemand de nation et médecin à Londres , dans une lettre adressée à WERLHOFF , dit que l'écorce du Pérou arrête les progrès du sphacèle , et qu'on peut la tenter , dans la même vue , contre le cancer.

Les moyens externes propres à borner la gangrène et à cerner l'escarre sont du ressort de la chirurgie.

Ce qui vient d'être dit , relativement à la gangrène , est applicable au sphacèle.

Quand une extrémité est sphacélée jusqu'à l'os inclusivement, BOERRHAVE conseille l'amputation , si elle est praticable sans exposer les jours du malade à un péril certain. En effet il est bien rare qu'une partie sphacélée tombe d'elle-même , et que la nature suffise à compléter la cure sans aucun secours de l'art.

Lorsque le squirre est récent, on peut tenter de le résoudre par les fomentations émollientes et légèrement fondantes , par l'application du savon de Venise dissous dans le lait , et même par les frictions mercurielles , en évitant toutefois de les pousser jusqu'a la salivation.

Intérieurement les savoneux , les gommes férulacées , la ciguë ont souvent été employées avec avantage.

Si les moyens précédens , soit internes , soit externes , sont infructueux , il faut se déterminer à l'extirpation , si le siège du squirre , la condition des humeurs , la force et l'état de santé des malades le permettent.

On doit se défier des suppuratifs , des caustiques , des corrosifs dont l'application pourrait faire dégénérer le squirre en carcinome.

Si le cancer n'a pas encore pris de grands accroissemens , s'il est unique , et si le sujet est jeune et sain , la tumeur doit être extirpée.

On a fait usage contre le cancer de différens remèdes qui quelquefois ont eu du succès , comme le quinquina , la belladone , la ciguë ; à l'aide de cette dernière plante , des hommes dignes de foi disent avoir souvent mitigé et quelquefois guéri des tumeurs cancéreuses.

Suivant la doctrine d'HIPPOCRATE , en cherchant à guérir le cancer occulte , on abrège les jours du sujet. Cependant j'ai conservé très-long-tems des malades de ce genre , par l'usage de la décoction d'écorce du Pérou à laquelle j'ajoute les acides minéraux , quand la soif et la chaleur l'exigent ; si les malades sont très-faibles et les sueurs abondantes, je mêle à cette décoction l'esprit de vitriol dulcifié de la pharmacopée d'Edimbourg : quand il y a abscence de fièvre , je prescris des pillules faites avec la poudre de quinquina , le mastic et l'extrait de myrrhe préparé à l'eau , et ces palliatifs n'ont pas été sans utilité. Enfin, lorsque la diarrhée survient, j'ai encore quelquefois reculé la catastrophe par l'usage continué du quinquina , le suc de cachou , et un peu de laudanum.

CHAPITRE XIV.

DE LA FRÉNÉSIE.

LA frénésie est un délire furieux et non interrompu accompagnée d'une fièvre aigüe et continue (1). Sa cause prochaine est l'inflammation du cerveau et de ses membranes.

On lit cependant dans WILLIS, dans LANGRISCH et dans HUXAM, des faits d'après lesquels il demeure certain qu'à l'ouverture de quelques cadavres, on a trouvé le cerveau enflammé quoique la maladie n'eût fourni aucun signe inflammatoire. D'une autre part, BONNET ainsi que MORGAGNI rapportent n'avoir quelquefois reconnu aucune trace d'inflammation au cerveau, à la suite de maladies qui réunissaient tous les symptômes de la frénésie, et dont le siége existait dans les viscères du bas-ventre, les seuls affectés.

____

(1) Voyez tom. 2, pag. 3, not. (1), observ. d'AVICENNES et de RHAZÈS.

Mais, dans le grand nombre des cadavres de ceux qui étaient morts de frénésie, la substance corticale était très-rouge, et les méninges enflammées, suppurantes, gangrénées ou même sphacélées (1).

____

(1) WILLIS dit avoir vu très-souvent, dans des dissections anatomiques, les méninges enflammées, quelquefois même, les couches extérieures du cerveau phlegmoneuses, quoique les sujets n'eussent point été atteints de frénésie, mais bien de torpeur, de carus ou d'autres maladies soporeuses. Aussi il n'est point d'avis que la frénésie dépende essentiellement de l'inflammation des méninges, il l'attribue à l'inflammation des esprits animaux dans toutes les parties du corps, en admettant cependant que c'est à la tête que commence l'incendie. Il cite, à l'appui de son opinion, le célèbre commentateur d'HIPPOCRATE, PROSPER MARTIAN, qui dit que la frénésie n'est pas une inflammation des membranes du cerveau, mais bien des esprits animaux dont la substance est altérée (*voy.* WILLIS, *de anima brutorum, part. patholog. cap.* 10, *pag.* 161 *et seq.*). HIPPOCRATE place indistinctement la cause de la frénésie dans l'inflammation des diverses parties qui servent à l'entendement, telles sont, suivant lui, le foie, le diaphragme, le cœur et le cerveau ; bien plus, il ne parle guères que de la frénésie occasionnée par l'inflammation du diaphragme. BAILLOU (*cons.* 71, *lib.* 3), PARACELSE, HEURNIUS, BONNET, rapportent des exemples de frénésie sans inflammation du cerveau, et au contraire, d'inflammations

Si le cerveau est affecté primitivement, c'est ce qu'on appelle la frénésie vraie ; on la nomme symptomatique, si elle est la suite de l'inflammation précédente de quelqu'autre partie, comme il arrive quelquefois dans la pleurésie, dans l'angine, la rougeole, la petite vérole, l'érysipèle, la parafrénésie, etc.

La matière morbifique, fixée sur d'autres parties que le cerveau, détermine quelquefois un délire furieux ; tel est celui qu'on observe dans certaines fièvres continues, lequel a pour cause une bile

du cerveau sans frénésie. Morgagni, après avoir rapporté les sentimens opposés de divers auteurs sur cette matière, juge ainsi la question : « Les mêmes causes, dit-il, qui, chez les uns, produisent la frénésie, peuvent déterminer, chez d'autres, des maladies différentes, suivant la condition du sang et des humeurs des différens sujets, suivant la partie du cerveau qui se trouve affectée, la constitution primordiale de sa substance, ou les altérations diverses que cette même substance du cerveau a pu subir dans des maladies précédentes. Il résultera aussi des effets différens des mêmes causes, suivant qu'elles conspireront en plus grand nombre, ou qu'elles seront réunies en moindre quantité, suivant leurs combinaisons variées et la composition différente de leurs divers assemblages, et enfin la nature de leur action réciproque les unes sur les autres, etc. » (*Note du traducteur.*)

dépravée

dépravée amassée vers la région précordiale; aussi le voit-on cesser, dès que cette matière est évacuée. Cette maladie est différente de la frénésie proprement dite.

L'étroite connexion qui existe entre les viscères abdominaux et le cerveau, est connue. Ne voit-on pas en effet l'engorgement du mésentère occasionner chez les enfans des lippitudes chroniques; les strongles, causer la cécité; les ascarides, la nyctalopie? la névrologie nous donne l'explication de ces phénomènes. Car, si les plexus abdominaux du nerf intercostal et de la paire vague sont offensés par un agent quelconque, l'irritation, bientôt transmise aux nerfs de la tête, y déterminera d'autant plus facilement de la douleur et du spasme que, pour l'ordinaire, les affections nerveuses de l'abdomen, en même tems qu'elles se communiquent au cerveau, augmentent, d'une autre part, l'afflux du sang vers cette dernière région (1).

Les jeunes gens, les adultes, les personnes vives et d'un esprit léger et inconstant, ceux qui

---

(1) RHAN. De miro inter caput et viscera abdominis commercio, pag. 5.

sont disposés à la diathèse inflammatoire, dont les vaisseaux se contractent avec force, ou dont les humeurs sont très-épaisses et très-acrimonieuses, sont plus sujets à la frénésie.

Les personnes qui déja ont éprouvé cette maladie, sont exposées à en être atteintes de nouveau. Leur pouls est pour l'ordinaire grand et fréquent; ils sont d'une complexion chaude et robuste et d'une maigre corpulence.

A l'ouverture des cadavres de ceux qui en ont été attaqués plusieurs fois, on trouve les membranes du cerveau épaisses, dures et comme calleuses.

Les maladies qui, suivant VAN-SWIETEN, ont plus de tendance à dégénérer en frénésie, sont celles qu'accompagne une disposition inflammatoire bien marquée, et dans lesquelles la matière de l'inflammation n'est point invariablement fixée sur une partie, mais où elle est, au contraire, vague et erratique. Il rapporte l'exemple d'une femme qui, tourmentée par une fièvre continue, était, en même tems, en proie à une douleur très-aiguë qu'elle ressentait au gras de la jambe gauche; on couvrit de compresses imbibées d'eau-de-vie la partie douloureuse; deux heures après cette application, la douleur s'évanouit; un délire affreux lui succéda, et la malade périt le lendemain dans les convulsions.

L'excessive agitation de l'esprit et l'exercice immodéré du corps, l'insolation, la suppression de quelque hémorragie habituelle, l'abus des liqueurs spiritueuses et les violentes chaleurs de l'été peuvent produire la frénésie.

De toutes les passions de l'ame, la colère est celle qui détermine le plus fréquemment cette cruelle maladie; car, nulle autre ne porte le sang à la tête avec plus d'abondance et d'impétuosité.

Comme la frénésie, une fois qu'elle a lieu, est très-difficilement curable, le praticien doit porter toute son attention sur les indices qui l'annoncent, afin de la prévenir. Ces indices sont l'insomnie ou le sommeil agité, la rougeur des yeux, de violentes douleurs de tête accompagnées du sentiment d'une grande chaleur et de pulsations dans cette partie, la constitution épidemique.

La frénésie est caractérisée, comme nous avons dit, par une fièvre aiguë et continue et par un délire furieux et perpétuel. Cependant, il est des cas, et ce sont les plus dangereux, où l'on n'observe, au lieu de ce dernier symptôme, qu'un délire sourd et obscur.

Du reste, les yeux sont saillans et féroces, la

respiration grande et rare, la langue sèche, la face rouge et tuméfiée.

Quelquefois les frénétiques sont dans un état de somnolence, et d'autrefois, ils sont travaillés par une insomnie continuelle.

Le pouls est dur, au début de la maladie, mais il devient quelquefois par suite tremblant, ondulant et inégal.

La frénésie idiopathique ou vraie, laquelle est fort rare en Allemagne, est toujours accompagnée du plus grand danger. PROSPER ALPIN (1) a vu cette maladie donner la mort trois ou quatre heures après son invasion. Pour l'ordinaire, les frénétiques périssent dans un profond assoupissement ou dans les convulsions, le troisième ou le quatrième jour; rarement ils survivent au septième.

La frénésie symptomatique est aussi très-dangereuse, mais sa marche est plus lente, et ses progrès sont moins rapides.

Une angine, même légère, qui disparaît tout-à-coup sans que l'état du malade soit d'ailleurs amélioré, donne souvent naissance à une frénésie mortelle.

____

(1) De medicin. Ægyptior., pag. 5o.

HOME remarque que la frénésie est plus grave et plus difficilement curable chez les hommes que chez les femmes. (1).

L'inconstance et la versatilité perpétuelle des symptômes de la frénésie sont de mauvais augure. Car c'est la preuve que le trouble du *sensorium commune* va toujours croissant, et que le mal,

———

(1) Princip. medic. pag. 103. Cette observation de HOME est susceptible d'une grande extension, et on peut dire généralement que les femmes sont moins sujettes que les hommes aux maladies inflammatoires, et que ces maladies, en même tems qu'elles sont plus rares, sont aussi moins dangereuses chez les premières dont le tempérament est plus humide, le sang plus séreux, et partant moins épais et moins inflammable. D'ailleurs, les femmes sont, en général, moins exposées à l'action des causes qui déterminent la phlogose ; telles sont, entr'autres, l'intempérie des saisons, les exercices violens, les travaux pénibles, l'excès des boissons spiritueuses, la contraction habituellement plus forte des vaisseaux, etc. D'une autre part, les règles forment une saignée menstruelle bien capable de combattre la disposition inflammatoire et de l'éloigner, ou tout au moins de l'affaiblir. C'est par ces mêmes raisons que les femmes arrivent plus souvent que les hommes à un âge avancé, comme l'ont reconnu SUSSMILCH, FISCHER, BARTHEZ et tous ceux qui ont écrit sur les tables de mortalité. *(Note du traducteur.)*

sans abandonner le cerveau, ne laisse pas de s'étendre encore sur d'autres parties.

La suppression des évacuations alvines, la pâleur et la crudité des urines sont d'un présage funeste; car il résulte de cet état de choses que les matières acrimonieuses dont l'excrétion serait si salutaire, sont détenues dans le corps.

Mais dans le principe de la maladie la diarrhée est nuisible, et suivant l'observation de Van-Swieten (1), si, dans le commencement des maladies aigües, la partie la plus fluide des liqueurs est dissipée par les sueurs, entraînée par les déjections alvines, ou évacuée par toute autre voie, on doit craindre une issue funeste; car cette portion, la plus subtile des humeurs, s'opposait, par son interposition, à la cohérence des molécules les plus épaisses du sang et à sa concrétion.

Le vomissement érugineux, le grincement de dents, les excrémens blancs (2), la sueur froide, les convulsions, l'action de recueillir des flocons et de cracher à chaque instant sur les assistans sont des symptômes extrêmement funestes. L'as-

(1) Commentar. in HERMANN. BOERRHAAV. aphorism., tom. I, pag. 655.

(2) Les excrémens blancs, suivant BOERRHAVE, sont un signe constamment mortel dans cette maladie. (*Note du trad.*)

soupissement, à la suite du délire et sans crise précédente, est également d'un sinistre présage.

C'est un signe heureux s'il survient de la douleur dans d'autres parties.

La frénésie se termine par le coma, par la léthargie et par la catalepsie.

La frénésie qui reconnaît pour cause la suppression des lochies, finit très-souvent par dégénérer en manie ou en folie perpétuelle, comme l'a remarqué VAN-SWIETEN.

Les varices, les hémorrhoïdes, les hémorragies du nez et la diarrhée, lorsqu'elles surviennent après la coction, soulagent doublement les malades, soit en opérant une révulsion salutaire sur les humeurs, soit en les évacuant.

La frénésie se termine aussi par métastase et par les sueurs, mais très-rarement par cette dernière voie. On juge que les urines sont critiques, lorsque le sédiment qu'elles déposent offre tous les signes de la coction.

Nous avons dit précédemment que la frénésie s'annonçait quelquefois par certains symptômes avant-coureurs ; dès que ces signes se manifestent, il faut sur-le-champ mettre en œuvre tous les moyens les plus propres à modérer l'impétuosité des humeurs, et à les dériver des parties supé-

rieures ; tels sont la saignée , les sangsues appliquées aux tempes ou , s'il y a des hémorrhoïdes ,
à l'anus , les lavemens , les pédiluves , les épispastiques (n°. 13) (1) aux parties inférieures ;
on rasera la tête du malade , et on lui appliquera
sur le front des compresses imbibées d'oxicrat.

Si les femmes en couches , à la suite de la suppression des lochies , sont menacées de frénésie ,
il sera avantageux de les faire asseoir sur l'eau
chaude , pour en recevoir la vapeur.

On combattra encore utilement les symptômes
précurseurs de la frénésie , en exposant ceux qui
en sont menacés à un froid modéré , et en les
faisant tenir dans une situation verticale , afin que
le sang se porte avec moins de force aux parties
supérieures ; car nous voyons la tête de ceux qui
se couchent horizontalement devenir bouffie dans
cette position , et la bouffissure disparaître lorsqu'ils sont dans une attitude droite. On a pu
observer également que la position horizontale
augmente le délire et qu'il diminue un peu , quand
le malade a la tête élevée.

Les remèdes internes sont les antiphlogistiques ,

____

(1) Voy. les formules à la fin de ce second volume.

les délayans mêlés avec de doux purgatifs , comme la décoction de tamarin avec le suc de citron (n°. 1) et les sels neutres.

Au moment de l'invasion de la frénésie , les moyens les plus prompts et les plus puissans doivent être incontinent mis en usage , afin de prévenir la suppuration ou la gangrène mortelle du cerveau. Le premier et le plus essentiel de tous est la saignée , elle doit être copieuse , et il convient en ce cas de faire à la veine une large incision.

Plusieurs auteurs conseillent d'ouvrir l'artère temporale , attendu que le crane , sur lequelle elle s'appuie , rend facile la compression du vaisseau. Mais Van-Swieten remarque à ce sujet que l'artériotomie n'a d'autre avantage sur la saignée ordinaire que de produire un effet plus prompt (1).

---

(1) Cet avantage est certes d'un prix inestimable en ce cas , comme il vient d'être dit , et il doit être le principal but du médecin ; car plus le déline se prolonge , plus il est rebelle, et il est instant de le combattre au moment même où il se manifeste , par tous les moyens les plus tranchans. J'ai fait ouvrir, en deux circonstances différentes , l'artère temporale. La première fois , c'était à la suite d'une métastase goutteuse au cerveau , le délire ne faisait que commencer quand je fus appelé, il était obscur et accompagné d'une espèce de coma-vigil ; j'ob-

D'ailleurs, l'opération faite, il est souvent très-difficile de vaincre l'impétuosité du sang artériel, et la compression peut faire plus de mal que l'évacuation n'opère de bien.

Il faut veiller à ce que ces malades, dans leur délire furibond, ne dérangent ou n'arrachent point l'appareil de la saignée, d'où pourrait résulter une hémorragie mortelle.

Toute espèce de saignée doit être proscrite, dès que le pouls est tremblant et ondulant.

Les épispastiques (n°. 14), à la plante des pieds, conviennent dans la frénésie. On doit s'abstenir de l'usage des vésicatoires; car, suivant l'avis de Van-Swieten, il faut se garder d'appliquer aux parties inférieures aucune substance trop fortement stimulante et capable d'augmenter

---

tins un succès prompt et décisif que je ne pus attribuer aux sinapismes que j'avais fait appliquer immédiatement avant l'ouverture de l'artère, et qui n'avaient point encore eu le tems d'agir. La seconde fois, le malade était, depuis deux jours, en frénésie et dans des convulsions telles qu'il fut très-difficile de le fixer un instant pour procéder à l'opération. Cette saignée ne produisit qu'un abattement passager; le mal, bientôt après, reprit de nouvelles forces, et, nonobstant tous les moyens, le malade périt le surlendemain. (*Note du traducteur.*)

le mouvement impétueux des humeurs dans les autres parties du corps.

J'ai vu, notamment dans les sujets doués d'une grande sensibilité, des vésicatoires appliqués à la tête, après l'avoir rasée, produire les effets les plus fâcheux.

CULLEN lui-même, quoiqu'il pense (1) que la petite portion de cantharides qui peut être résorbée pendant l'application d'un vésicatoire, n'est pas capable d'altérer l'idiocrase du sang, et ne peut, par conséquent, avoir l'avantage de résoudre son épaisseur inflammatoire, non plus que l'inconvénient d'augmenter sa dissolution dans les maladies putrides, CULLEN, dis-je, juge cependant (pag. 189) que, dans la frénésie, on ne doit user des vésicatoires qu'avec la plus grande circonspection, dans la crainte qu'il ne se fasse une résorption notable de cantharides.

Néanmoins on peut les appliquer aux jambes et même à la nuque, quand le pouls est faible, inégal et intermittent.

Les moyens curatifs indiqués dans cette maladie sont, comme je l'ai dit plus haut, les delayans, les

---

(1) Primæ lineæ medic. prax. traduc. à cl. BEKKENROT pag. 83.

atténuans , et tous ceux propres à diminuer le mouvement et le volume des humeurs , et à ralentir leur cours impétueux vers les parties supérieures. De là , differens mélanges dans lesquels on fait entrer le tamarin , la crême de tartre (tartrite acidule de potasse), le sel de Glauber (sulfate de soude), etc. , le vinaigre , le suc de citron , la manne , les sirops composés avec les fruits d'été , auxquels on ajoute le nitre à forte dose , afin de relâcher le ventre.

La boisson ordinaire des malades sera la limonade ou la décoction d'orge avec le vinaigre et le miel , le nitre ou la crême de tartre (nᵒˢ. 6 et 54).

Lorsque la frénésie n'est que symptomatique , on doit s'attacher à reconnaître le caractère de la maladie primitive , et avoir égard à celui de la constitution épidémique. SYDENHAM parle de deux épidémies où les frénésies étaient très-communes. Dans l'une, les lavemens et l'esprit de vitriol produisaient tout l'effet desiré , et la saignée était sans effet ; dans l'autre , c'étaient les purgatifs qu'on employait avec succès (1).

---

(1). STOLL parle d'une frénésie symptomatique qu'il regarde comme la plus ordinaire , et qu'il nomme *bilieuse* ou *inflam-*

PRINGLE et HOME conseillent dans la frénésie l'usage du camphre à dose légère et mêlé avec le nitre. Pour moi, lorsque le pouls est ondulant, tremblant et inégal, qu'il y a des soubresauts et des convulsions, je préfère le musc, à la dose de trois ou quatre grains, toutes les trois ou quatre heures ; il est ami des nerfs et pénètre sans irriter, si ce n'est instantanément, et non d'une manière soutenue.

Il faut s'abstenir de toute espèce de stimulans, si le pouls est égal, plein et vigoureux.

BOERRHAVE, lorsque la frénésie ne cède point

---

matorio-bilieuse, maladie gastrique ou intestinale produite par la saburre, soit qu'une partie de cette humeur se porte à la tête, soit que l'estomac ou les viscères abdominaux étant affectés par la présence de cette matière acrimonieuse, le cerveau le soit aussi par sympathie. Si donc, à son début, la maladie est caractérisée par un appareil de symptômes éminemment bilieux, si le malade est menacé de délire, et si l'humeur paraît avoir son siège à l'estomac et semble préparer son issue par le haut, on s'empressera d'évacuer les saburres par de doux vomissemens excités à propos ; si l'on juge au contraire que le principal dépôt de la matière morbifique soit dans les intestins, on administrera de légers purgatifs dont le malade devra continuer l'usage pendant plusieurs jours. (*Note du trad.*)

aux délayans et aux évacuans, conseille les opiatiques.

Van-Swieten en recommande aussi l'usage, mais seulement alors que le mal commence à se modérer, et qu'il reste néanmoins à combattre un reste de délire et à vaincre l'insomnie. Mais on doit avoir le soin de commencer par de légers anodins et de n'en augmenter qu'insensiblement la dose. Si ceux - ci ne suffisent pas, on recourra à des narcotiques plus puissans.

L'opium doit être sévèrement interdit au commencement de la frénésie et dans son état. Car l'effet ordinaire de ce médicament est de supprimer les évacuations alvines, si nécessaires à entretenir dans cette maladie, et de porter à la tête une masse de sang plus considérable. D'où il est aisé de conclure qu'il prêterait une nouvelle force au délire et à l'inflammation du cerveau. C'est pourquoi Gorter compte l'opium au nombre des causes du délire.

La frénésie traîne souvent à sa suite, la manie, la mélancolie, l'amaurose, la surdité ; ces restes fâcheux tiennent à la faiblesse et à la dilatation toujours subsistante des vaisseaux obstrués par erreur de lieu.

Les évacuations ne pourraient qu'aggraver ces

différens genres d'affections. Les moyens applicables à cet état sont l'air de la campagne, les frictions, les vésicatoires à la nuque, derrière les oreilles, et les alimens de bonne digestion.

Lorsque la matière obstruante déja concrète adhère aux parois des vaisseaux, le mal est irremédiable.

L'air frais et souvent renouvelé est nécessaire aux frénétiques. En conséquence, l'appartement du malade doit être souvent arrosé avec de l'eau froide. On y suspendra çà et là des linges imbibés de sel ammoniac (muriate ammoniacal), et on fera raffraîchir, dans l'eau, des branches de rosier, de sureau, etc. (1)

Qu'on éloigne des malades tout ce qui peut leur être désagréable (2) ou leur paraître extraordinaire; ainsi les uns doivent être placés dans les ténèbres, les autres au grand jour, suivant le penchant ou

---

(1) Voy. tom. 1, pag. 56, et 163, note (1).

(2) Cette attention scrupuleuse d'éviter, autant que les circonstances le permettent, toute espèce de contrariété aux frénétiques, est plus expressément recommandable dans cette maladie ; mais elle doit être un devoir sacré pour le médecin dans tous les cas où une indication impérieuse ne le force pas à s'en écarter. Voy. la préface. (*Note du trad.*)

l'aversion qu'ils témoignent pour la lumière ou pour l'obscurité (1).

---

(1) Un malade dans le délire croyait voir, à côté de son lit, une porte qu'il prétendait communiquer à une chambre où se trouvait, disait-il, une bande d'assassins. Cette idée qui lui était toujours présente, l'agitait cruellement, et le mal empirait d'un instant à l'autre ; je le fis transporter dans la pièce la plus éloignée de celle qu'il occupait. Dès qu'il y fut retranché, il se crut hors d'atteinte, et fut plus tranquille ; cependant il continuait à parler des dangers prétendus qu'il avait courus, mais le soir il n'avait plus qu'un délire obscur, et le lendemain il avait recouvré toute sa présence d'esprit.

Un autre malade, également dans le délire, tourmentait tous ceux qui l'assistaient pour en obtenir de la chou-croute qu'il convoitait avec avidité. La violence de son desir et sa fureur croissante à chaque refus me déterminèrent à lui en accorder : il la dévora et fut plus calme. Le soir nouvelles instances auxquelles je crus également devoir céder ; la nuit fut bonne et le malade eut deux heures d'un sommeil tranquille ; le lendemain il fallut encore lui permettre d'en manger deux fois, le succès fut bien plus marqué que la veille, et le troisième jour le délire avait entièrement cessé. Je pourrais citer un grand nombre de faits de cette nature non moins frappans que ceux que je viens de rapporter. Mais s'il est des circonstances où on peut, et conséquemment où l'on doit obéir aux desirs singuliers et bizarres des malades, il en est aussi où on ne pourrait y obtempérer sans de graves inconvéniens. Un méde-

C'est

C'est une pratique très-condamnable d'appliquer des pigeons ouverts tout vivans sur la tête des frénétiques ; cet épithême ne peut que fomenter la chaleur déja excessive , et d'une autre part , comme ces animaux ne tardent pas à se putréfier, les émanations qu'ils exhalent , inspirées et pompées ensuite par les vaisseaux absorbans , fournissent à la fièvre un nouvel aliment.

VAN-SWIETEN rapporte l'histoire d'un homme atteint d'une ophtalmie , et à la nuque duquel on appliqua la rate encore fumante d'un veau qu'on venait d'égorger ; on la laissa en place pendant 24 heures , après lequel tems , on la trouva entièrement dissoute et putréfiée par la chaleur ainsi que par l'humidité de la partie, et n'offrant plus à la vue et à l'odorat qu'une pourriture d'une fétidité insupportable ; la partie sur laquelle elle

---

cin sage saura se garantir également et d'une complaisance perfide et d'une résistance aveugle et opiniâtre. Convenons au reste qu'il est des cas de cette nature où l'homme de l'art a besoin, pour se déterminer avec sûreté , d'une attention particulière et d'une sagacité non commune. (*Note du traducteur.*)

Tome II.   D

avait été appliquée présentait tous les signes d'une violente inflammation.

Ceux qui voyagent ou qui, par la nature de leurs occupations, sont exposés à l'ardeur d'un soleil brûlant, doivent, suivant l'avis de Tissot, porter des chapeaux blancs ou couverts de papier de même couleur.

CHAPITRE XV.

DE L'ANGINE INFLAMMATOIRE.

L'ANGINE inflammatoire est une douleur et un empêchement dans les parties qui servent à la déglutition et à la respiration, et qui se trouvent situées au-dessus des poumons et de l'estomac, douleur et empêchement causés par l'inflammation de ces mêmes parties qui sont, la trachée - artère, le larynx, le pharynx, les muscles hyoïdiens, le voile mobile du palais, la luette et les amygdales. Ces dernières glandes sont le siège le plus ordinaire de l'angine inflammatoire.

Elle est épidémique ou sporadique, idiopathique ou symptomatique. L'angine symptomatique tire souvent son origine d'une métastase goutteuse ou érysipélateuse, et de la répercussion de la rougeole et de la petite vérole.

Les jeunes gens, les personnes d'une complexion sanguine, ceux qui se serrent le col outre mesure et, suivant la remarque de SYDENHAM, les roux

sont ceux qui sont le plus sujets à l'angine (1).
Elle attaque aussi plus communément les hommes que les femmes. (2).

(1) Non-seulement elle est plus fréquente , elle est encore bien plus dangereuse chez ces derniers , et l'angine n'est pas la seule maladie qu'aggrave ce genre de constitution. GUY-PATIN avait observé que l'inflammation des poumons était toujours mortelle chez les *rousseaux*, c'est son expression, parce , dit-il , qu'ils abondent en sérosités acres et malignes. Il avait été confirmé dans cette opinion que n'avait jamais trompé son expérience, par Nicolas et Simon PIETRE , et par le docteur DELAVIGNE , rousseau lui-même. BAILLOU , dans ses éphémérides , porte le même jugement que GUY-PATIN. Le savant auteur des recherches philosophiques sur les Américains (4e. *part. sect.* 1re.), regarde cette couleur de cheveux comme une nuance de dégénération , comme une espèce de maladie, même dans nos climats. LIGNAC parle dans le même sens. Enfin HIPPOCRATE est implicitement du même avis. Il observe , en parlant des Scythes, qu'ils ont le teint et les cheveux roux, que la fécondité n'est pas le propre de cette sorte de tempérament , et qu'ils ont les jointures lâches et abreuvées d'humeurs , comme tout leur corps , etc. J'ai reconnu constamment la vérité et la justesse de ces assertions, et je puis assurer, d'après une observation suivie , que les maladies soit aigües , soit même chroniques , toutes choses égales d'ailleurs, offrent en général , chez les roux , et plus de difficultés et plus de danger. (*Note du trad.*)

(2) Il en est généralement de même des autres maladies inflammatoires , voyez tom. 2 , pag. 37 , note (1).

Les causes de l'angine inflammatoire sont : les vicissitudes subites de la chaleur et du froid, la transpiration supprimée, les vents-coulis et les courans d'air, sur-tout si le col en est frappé, les courses à cheval en opposition à un vent froid, l'action de chanter, de crier, de jouer des instrumens à vent, les alimens acres, les médicamens de même nature, les poisons, la suppression d'une évacuation habituelle, et enfin la constitution épidémique.

Quelques personnes ont une disposition particulière à cette maladie, et en sont atteintes tous les ans.

On juge que l'angine est inflammatoire par la dureté et la fréquence du pouls, la soif, la douleur de la gorge, la rougeur des urines, etc.

La diversité des parties affectées fait naître des symptômes différens.

Si le pharynx est enflammé, la respiration est assez facile, mais la déglutition est douloureuse, quelquefois même impossible, et les boissons reviennent par les narines; au reste, en faisant ouvrir la bouche aux malades et en abaissant la langue de la manière usitée, on peut découvrir la partie postérieure du pharynx adossée aux vertèbres cervicales, et s'assurer de son état.

Dans l'inflammation du larynx, la voix est aigre et très-aigüe, et l'élévation de cet organe, dans l'action de la déglutition, occasionne une douleur énorme.

L'inflammation de la trachée-artère ne fournit aucun signe extérieur; la bouche du malade étant ouverte, c'est en vain qu'on abaisse la langue, on n'apperçoit que l'extrémité de l'épiglotte, la glotte ne paraît point. Mais la voix est aigüe, glapissante et sifflante, l'inspiration se fait avec une vive douleur, la respiration est petite, fréquente et très-laborieuse, le pouls, à raison de la difficulté de la circulation dans les poumons, devient promptement et prodigieusement vacillant.

Au reste, comme l'observe avec raison VAN-SWIETEN (1), quand bien même on se tromperait dans la distinction à faire de l'angine pharyngée d'avec l'angine trachéale, et qu'on prendrait l'une pour l'autre, la méprise ne serait pas dangereuse, car, ces deux affections, très-funestes l'une et l'autre, requièrent le même traitement.

Lorsque les muscles qui servent à élever l'os hyoïde, sont seuls enflammés, le mal pour l'or-

---

(1) Tom. 2, pag. 659.

dinaire ne se fait sentir que d'un seul côté ; à l'inspection de la gorge, on ne distingue souvent ni tumeur ni enflure, attendu que ces muscles sont situés trop profondément pour qu'on puisse les découvrir.

On discerne cette angine des autres espéces, par la respiration qui est assez libre, et par la voix qui n'est ni aussi aigüe, ni aussi glapissante que dans les précédentes.

Lorsque l'angine inflammatoire a son siège aux amygdales, à la luette, au voile du palais, il est facile de le reconnaître à la simple inspection, car, en visitant la gorge, ces organes se trouvent à découvert. D'ailleurs, les malades crachottent sans cesse une matière muqueuse et gluante, la respiration est pénible et ne se fait plus ou presque plus par les narines, et la douleur de la partie affectée s'étend jusqu'à l'oreille par la trompe d'Eustache.

Quelquefois plusieurs parties servant à la respiration ou à la déglutition, sont en même tems enflammées.

Van-Swieten a grand soin de nous avertir que dans l'inflammation du voile du palais, de la luette et des autres parties soumises à la vue, ces organes se trouvent quelquefois enduits d'un mucus blanc qui empêche de reconnaître la roûgeur de la partie, et il met en garde les médecins contre l'erreur où, faute d'une attention plus sévère, ils pourraient tomber en ce cas, en prenant cette angine, gravement inflammatoire, pour une angine pituiteuse.

Le palais s'enflamme aussi quelquefois par le voisinage d'une dent cariée de la mâchoire supérieure, ou, lorsque les racines perçant l'alvéole irritent la membrane qui recouvre l'os palatin.

L'inflammation des parotides et des autres glandes salivaires est aussi une cause assez fréquente de l'angine dont il s'agit.

Le pronostic varie en raison de la violence du mal, et suivant la nature de la partie affectée, la condition des humeurs du sujet et la constitution épidémique.

Si les humeurs sont saines, et si l'inflammation est légère, on a lieu d'espérer une résolution bénigne.

La maladie se termine aussi d'une manière critique par les hémorragies, la diarrhée, les métastases, etc. ou, comme toutes les inflammations, par la suppuration, la gangrène ou un squirre.

Dans l'inflammarion du pharynx, l'impossibilité de la déglutition, et conséquemment de la nutrition, rend les humeurs acrimonieuses et allume la fièvre ; mais les progrès de la maladie sont moins rapides et la mort moins précipitée que dans les espèces suivantes.

Si le larynx est enflammé, le danger est extrême, car le malade, d'un instant à l'autre, peut être suffoqué par la tumeur qui, en s'accroissant, obstrue la trachée-artère, et finit par intercepter totalement la respiration. Plus le siège du mal est voisin de la glotte, plus le péril est imminent.

L'inflammation de la trachée-artère tue promptement le malade, et quelquefois même en peu d'heures, suivant la remarque de SYDENHAM. Mais cette dernière espèce est très rare (1).

L'inflammation de la langue, sur-tout à sa base, met quelquefois les malades en danger d'être suffoqués.

L'angine inflammatoire de la luette et des amygdales, si elle est traitée méthodiquement, est rarement mortelle.

Plus il y a de parties enflammées en même tems, plus la maladie est dangereuse.

Quelquefois, à la suite de la résolution ou de la

____

(1) Voy. t. 2, p. 100, note (1), de l'*esquinancie trachéale.*

suppuration d'une amygdale, l'autre s'enflamme de nouveau.

Le pronostic devient très-fâcheux, lorsque le retour du sang dans les jugulaires externes étant empêché par la compression qu'exercent sur ces vaisseaux les parties enflammées, la figure devient enflée, les yeux sont saillans, les sens émoussés et affaiblis, et la respiration stertoreuse.

L'angine, qui ne se manifeste par aucun signe extérieur ni à la gorge ni à la tête, est très-funeste.

L'angine aiguë qui naît d'une autre maladie inflammatoire est mortelle; car elle exige des saignées copieuses et l'usage répété des purgatifs, moyen que le malade, déja affaibli par la maladie primitive, n'est pas en état de supporter.

C'est au contraire un signe favorable lorsque le cou et la poitrine se couvrent de rougeurs; car ce symptôme est l'indice d'une métastase salutaire de la matière inflammatoire aux parties externes.

La méthode curative dans l'angine inflammatoire consiste à diminuer le volume des humeurs, à modérer leur impétuosité et à combattre leur afflux vers les parties supérieures.

En conséquence, il est nécessaire de saigner amplement et *audacieusement*, et de revenir de nouveau à ce moyen indispensable, si le mal, après avoir paru céder, reprend de nouvelles forces. Car, suivant la pensée de VAN-SWIETEN, il vaut bien mieux que le malade épuisé languisse quelque tems, que de le laisser suffoquer au milieu des plus cruelles angoisses.

Plusieurs médecins conseillent la saignée aux ranines, mais HUXAM observe que ces veines ne donnent point assez de sang pour opérer un dégorgement suffisant dans une angine violente, et il veut qu'on commence par en tirer du bras la quantité nécessaire.

VAN-SWIETEN déconseille aussi la saignée des ranines, par la raison qu'elle augmente la vitesse du sang dans les rameaux de l'artère carotide externe qui correspondent à ces mêmes veines ; d'où il arrive que le mouvement du sang doit être accéléré de proche en proche dans le tronc même de la carotide externe, ainsi que dans toutes ses ramifications, mais sur-tout dans celles qui s'anastomosent avec les veines en question. Or, comme le plus léger accroissement de la tumeur inflammatoire dans les angines très-violentes peut causer la suffocation et devenir mortelle, il résulte qu'avant d'avoir désempli les gros vaisseaux par d'autres saignées faites dans des lieux plus éloignés du siège de la maladie ; il y aurait du danger à pratiquer celle dont il s'agit.

Le savant BRAMBILLA (1) prescrit d'ouvrir les veines ranines dans une direction longitudinale, et il a reconnu que, lorsque l'on faisait l'incision dans un autre sens, il s'ensuivait quelquefois une hémorragie très-difficile à arrêter.

Dans le traitement de l'angine, les bains de pieds sont indiqués comme révulsifs ; et, lorsque la maladie reconnaît pour cause la suppression des régles ou des hémorrhoïdes, l'insession sur l'eau chaude est un moyen très-avantageux.

Les parties externes, comme le cou et même la tête, doivent être incessamment couvertes de cataplasmes émolliens (n°. 43).

Si le mal est très-grave, on peut substituer aux émolliens les applications légèrement irritantes sur ces mêmes parties, comme, par exemple, la moutarde (2).

____

(1) Chirurgisch praktische abhandlung von der phlegmone und ihren ausgœngen . pag. 111.

(2) La moutarde ne peut être regardée comme une substance *légèrement* irritante , et dans le cas supposé , celui d'une angine très-violente, si on l'appliquait sur la tête , et sur-tout sur le cou, ce topique acre et brûlant ne pourrait qu'augmen-

Pringle (1) , dans ce dernier cas , veut qu'on applique, sur la gorge et les parties voisines, des flanelles imbibées d'un mêlange d'huile et d'esprit de corne de cerf (ammoniaque de corne de cerf).

Si ces premiers irritans sont inefficaces , après avoir suffisamment désempli les vaisseaux par la saignée, on appliquera les vésicatoires au cou et aux bras (2).

HUXAM recommande l'usage des ventouses scarifiées à la tête.

La vapeur de l'infusion de fleurs de sureau à

---

ter l'irritation et la phlogose locales. Si donc, en cette circonstance , on jugeait convenable de recourir à la moutarde , ce ne devrait être que dans un but révulsif, et en conséquence on ne devrait la placer que sur une partie éloignée du siège de la maladie. (*Note du traduc.*)

(1) Observations on the diseases of the army. Pag. 142. Ce moyen de PRINGLE me paraît encore trop actif et trop irritant dans le cas dont il s'agit : il est parfaitement indiqué dans l'angine paralytodée, et sur-tout dans l'angine squirrreuse. (*Note du traducteur.*)

(2) Les vésicatoires ont sans doute les mêmes inconvéniens que la moutarde et le savon que conseille PRINGLE ; mais ces inconvéniens se trouvent compensés avec avantage, par le dégorgement local qu'opère ce genre de remède. (*Note du trad.*)

laquelle on ajoute un peu de vinaigre, produit de bons effets quand on peut la diriger immédiatement sur la partie enflammée.

On vante aussi, pour gargarismes, le sirop de mûres, ou la décoction d'orge avec addition de miel rosat et de sel de prunelle (nitrite de potasse mêlé de sulfate de potasse).

PRINGLE craint que les gargarismes acidules ne produisent un effet astringent sur les émonctoires de la salive, et, en conséquence, il préfère pour cet usage la décoction de figues avec l'eau et le lait, à laquelle il ajoute de légères doses d'esprit de sel ammoniac (ammoniaque), afin d'inciser et d'atténuer l'humeur salivaire, et d'en faciliter la sécrétion.

Lorsque la luette est enflammée ou érysipélateuse, le gargarisme émollient, antiphlogistique et légèrement astringent (n°. 55) produit ordinairement de bons effets.

Les malades, en se gargarisant, doivent craindre d'irriter davantage les parties enflammées, s'ils agitent avec trop de force dans leur bouche la matière du gargarisme.

Que si l'excrétion abondante et continuelle d'une pituite ténace ne permet pas aux malades de se gargariser à bouche close, ou si le garga-

risme ne peut atteindre au mal situé trop profondément, on injectera à chaque instant dans l'arrière-gorge, à l'aide d'un petit siphon, les décoctions ci-dessus indiquées, afin d'éviter le des-
séchement et l'aridité des parties enflammées.

VOGEL (1) réprouve l'usage des injections faites
avec la seringue, par la raison que la force d'impulsion du liquide dirigé à l'aide de cet instrument peut augmenter l'irritation.

Lorsqu'après avoir tempéré la fièvre par la
saignée, les autres remèdes les mieux adaptés à
la maladie n'apportent aucun allégement, et qu'il
ne se présente aucun signe de suppuration, il
faut scarifier les amygdales afin de soulager le
malade en dégorgeant la partie tuméfiée.

Dans les cas désespérés, et lorsque la tuméfaction se manifeste même au dehors, quelques
médecins conseillent de faire extérieurement dans
cette tumeur une profonde incision.

Si le malade conserve la faculté de la déglutition,
il doit faire usage des antiphlogistiques et des

---

(1) De cognosc. et curand. præcipuis corpor. human. adfect.
Pag. 240.

minoratifs, tels que, l'eau laxative du codex de Vienne, le petit lait nitré et tamarindiné.

La boisson ordinaire sera le petit lait ou les émulsions (n°. 7) ; si la soif est très-forte, on aura recours à la dissolution des acides minéraux, mais seulement dans le cas où l'inflammation occupe la luette, la langue, les amygdales, etc. Car ces acides seraient trop violens, si le mal avait son siège au larynx.

Il est prudent de s'abstenir des remèdes aiguisés par les sels neutres ou trop fortement acidulés, dans la crainte d'augmenter l'astriction ou l'irritation.

Tout ce que prennent les malades doit être tiède, car les boissons froides, lorsque l'inflammation est violente, pourraient déterminer la gangrène.

Il arrive assez communément que la matière inflammatoire ou la pituite qui obstruent et irritent la gorge, excitent des nausées et donnent même lieu aux efforts du vomissement. Il faut se garder en ce cas de faire usage des vomitifs, car dans l'angine inflammatoire grave, ils sont presque toujours déplacés, lors même qu'il y a des signes évidens de saburre.

Les lavemens doivent faire partie du traitement, et ceux de miel mercurial (n°. 28) sont nécessaires

saires et doivent être souvent répétés , soit dans un but révulsif, soit comme évacuans , lorsque le malade ne peut avaler aucun médicament.

Dans l'inflammation grave de la trachée-artère et du larynx , la bronchotomie est le seul moyen de prévenir la suffocation ; mais, suivant l'avis de VAN-SWIETEN , il ne serait pas prudent de la pratiquer lorsque déja le pouls est mou , débile, inégal , intermittent , et les extrémités froides , car la mort est prochaine et inévitable , et la malveillance ou l'ignorance pourraient en attribuer la cause à l'opération.

La bronchotomie ne présente également, suivant le témoignage d'HUXAM , aucune espérance de succés , lorsque les poumons sont eux-mêmes enflammés en même tems que la trachée-artère ou le larynx. On reconnaît cette complication par l'oppression de la poitrine , l'orthopnée perpétuelle , une extrême anxiété et une petite toux comme suffoquante.

Cette opération n'est indiquée que lorsque l'angine a son siège au larynx ou à la partie supérieure de la trachée - artère , de telle sorte que l'incision puisse être faite au-dessous de la partie enflammée.

On reconnaît le siège du mal par le rapport du

Tome II.   E

malade, mais, lors même qu'il resterait quelque doute sur cette partie du diagnostic, il vaudrait bien mieux, suivant l'opinion de VAN-SWIETEN que je me plais à citer sans cesse, essayer un moyen douteux dans une maladie certainement mortelle si elle est abandonnée à elle-même, que de n'en tenter aucun.

On doit échauffer un peu l'atmosphère du malade après l'opération ; car, l'air qui alors s'introduit immédiatement dans les bronches, et dont la fraîcheur n'est plus tempérée par son passage par les narines et par la gorge, pourrait déterminer des accidens.

Le second ou le troisième jour après l'opération de la bronchotomie, l'usage des gargarismes doit être suspendu, car alors l'inflammation survenue à la plaie, rallume la fièvre, et la percussion du gargarisme ne pourrait qu'accroître la phlogose déja existante.

Pour nourrir le malade et suppléer à la déglutition, on aura recours à l'usage fréquent des lavemens de lait, de bouillon (n°. 56) et autres substances déja presque assimilées et qui ont à peine besoin de l'action des viscères chylopoétiques. On y ajoutera de légéres doses de nitre

ou quelques gouttes d'un acide minéral pour combattre la disposition putride.

La raison et l'expérience concourent à prouver
qu'on peut soutenir le corps assez long-tems à
l'aide de lavemens nutritifs; car on trouve des
vaisseaux absorbans et lactés non-seulement dans
les intestins grêles, mais même dans les gros intestins.

Chaque lavement ne doit pas excéder cinq ou
six onces de liquide, afin que les malades puissent les conserver plus long-tems.

Avant d'en venir aux lavemens nourrissans,
il faut commencer par en donner un de nature
purgative, afin de nettoyer les gros intestins.

Si l'angine inflammatoire ne se termine ni par
évacuation critique, ni par métastase, et si
l'inflammation n'est pas assez violente pour faire
craindre la gangrène, on doit s'attendre à la
suppuration.

Cette terminaison s'annonce d'abord par l'absence des symptômes avant-coureurs des autres cri-
ses; de plus, la fièvre persévère et le malade éprouve
à la gorge un sentiment de pulsation, le pouls
devient mou, la douleur obscure et sourde, la rougeur de la partie diminue, la tumeur s'amollit,

et pour l'ordinaire on apperçoit consécutivement un point blanc à sa surface.

Dès que ces signes précurseurs se manifestent, on doit insister sur l'usage des bains de vapeurs, des gargarismes et des cataplasmes émolliens (n°. 43), afin d'accélérer la suppuration et de disposer l'abcès à s'ouvrir dans la bouche ; car, si le pus prenait son issue dans l'intérieur de l'arrière-gorge, il serait à craindre qu'il ne se répandît dans la trachée-artère et que le malade ne fût suffoqué.

Si l'abcès, comme il arrive souvent, ne s'ouvre pas spontanément, on y suppléera au moyen du pharyngotome.

Le moment d'en venir à cette opération ne saurait être fixé d'une manière précise et invariable. Le dépôt atteint rarement le neuvième jour sans être en parfaite maturité. Quelquefois on est contraint, par le danger de la suffocation, d'ouvrir la tumeur, dès le sixième, le cinquième jour, et même plutôt.

Le plus souvent le pus aboutit dans l'intérieur de la bouche. Il arrive aussi, mais très-rarement, dans la suppuration des amygdales par exemple, que l'abcès fait saillie au-dehors, et qu'on peut l'évacuer extérieurement, en incisant les tégumens du cou.

Quelquefois il se forme secrètement des abcès hors du foyer de l'inflammation ; ces abcès se décèlent par l'inquiétude phisique des malades, par la douleur de la gorge, les frissonnemens, les chaleurs vagues, la moilesse et l'inégalité du pouls, la bouche mauvaise et l'odeur désagréable qu'elle exhale.

On est quelquefois contraint, suivant l'avis de VAN-SWIETEN, de saigner dans l'angine, lors même qu'il est notoire que l'abcès est déja formé, et c'est dans le cas où il est nécessaire de remédier à l'inflammation nouvelle que le volume de la tumeur qui s'accroît à mesure qu'avance la maturité, fait parfois naître en comprimant les parties voisines. D'où il arrive que l'on est forcé, dans certaines circonstances de cette nature, d'épuiser le malade et de vider les vaisseaux jusqu'à l'affaissement, pour prévenir la suffocation.

Si le volume de la tumeur est tel qu'il y ait lieu de craindre que le malade soit suffoqué, c'est encore le cas de recourir à la bronchotomie.

L'abcès étant ouvert, les gargarismes et les fomentations émollientes doivent être continués, afin d'entretenir la suppuration et d'entraîner par cette voie tout ce qui n'est pas susceptible de se résoudre.

Vers la fin de la maladie, lorsque la respiration et la déglutition sont également libres, et que la fièvre a totalement cessé, le gargarisme (n°. 57) avec les fleurs de roses rouges, la pimprenelle, le plantain, etc. est très-propre à déterger, cicatriser et consolider les parties.

Quelquefois l'angine inflammatoire se termine par une métastase le plus souvent funeste de la matière morbifique sur la poitrine.

VAN-SWIETEN observe qu'aucune maladie inflammatoire peut-être n'est aussi sujette à se porter d'un lieu à l'autre que celle dont il s'agit. Parfois, le mal de gorge disparaît tout-à-coup ; le râle survient, tantôt accompagné de douleur poignante dans le côté et de difficulté de respirer, et tantôt sans aucune douleur. Le plus grand nombre des malades de ce genre que traita le médecin célèbre que nous venons de citer, périrent le 3e., 4e. ou 5e. jour, non-obstant la diligence qu'il apporta à leur administrer les remèdes les plus puissans ; quelques-uns survécurent, mais ce ne fut qu'avec la plus grande difficulté qu'ils échappèrent au danger de cette métastase meurtrière.

Il faut, en pareil cas, appliquer au cou ou à

la poitrine des remèdes qui , soit par leur stimulus, soit en diminuant la pression de l'atmosphère (1), dirigent vers l'extérieur l'impétuosité et l'abondance des humeurs.

Dans ces circonstances difficiles, et qui très-rarement se sont présentées dans ma pratique,

---

(1) Telle est la propriété des ventouses. Ce moyen très-recommandé par les Anciens , est presque abandonné par les Modernes. Cependant il n'eût pas été aussi long-tems en usage chez nos devanciers , ils l'eussent moins employé, moins préconisé, si , par une longue suite d'expériences , ils n'en eussent reconnu , d'âge en âge, les vertus et l'efficacité. Plein de respect pour les Anciens , et de confiance en leurs pratiques (et loin cependant d'adopter leurs méthodes indistinctement et sans examen) , j'ai souvent fait usage des ventouses , et, dans un grand nombre de cas, elles m'ont été très - utiles. J'ai remarqué que généralement elles avaient du succès chez les sujets d'un tissu flasque et lâche , chez les femmes , chez les enfans , chez les personnes émaciées , chez celles qui sont travaillées par des humeurs très-erratiles ou dont le tissu cellulaire offre peu de résistance à l'afflux des liquides. Dans ces différens états , l'attraction est plus puissante, plus prompte et plus complète.

Pour ajouter à leur effet, il est des circonstances où on scarifie les ventouses, je me contente, en certains cas, d'appliquer, aussitôt que la cucurbite est détachée, des sangsues sur la tumeur. (*Note du traducteur.*)

j'enveloppais presque toute la poitrine d'un mé-. lange, à parties egales, de pommade vésicatoire et d'onguent de mélilot, et je faisais boire abondamment une décoction de chiendent, de guimauve, de fleurs de sureau, édulcorée avec l'oximel simple ou scillitique (n°. 58).

Lorsque la respiration était stertoreuse, je prescrivais des doses légères, mais souvent répétées, de kermès minéral (oxide d'antimoine sulfuré rouge) (n°. 23), et j'y ajoutais un peu de camphre (n° 18), lorsque le pouls était petit et sans dureté.

Si, dans l'angine inflammatoire, la gorge est excessivement douloureuse et la fièvre très-aigüe, et si, après deux ou trois jours, la déglutition et la respiration sont plus libres, sans qu'il se manifeste d'ailleurs aucune apparence de résolution ni de métastase, si, en même tems, la figure devient cadavéreuse, les extrémités froides, le pouls petit, débile, inégal, et la bouche très-fétide, ce sont autant de symptômes d'une gangrène presque irrémédiable.

S'il est possible de porter l'instrument sur la partie gangrénée, il est instant de la scarifier. On prescrira un gargarisme avec la rue, le scordium, le miel rosat et l'esprit de sel (acide muriatique)

(n°. 59) ainsi que les lavemens de quinquina
(n°. 50).

Que ceux qui sont sujets à l'angine se garan-
tissent de l'air froid, qu'ils aient le cou toujours
enveloppé et sur-tout la nuit, qu'ils s'abstiennent
de l'usage des boissons spiritueuses, de chanter,
de vociférer; qu'ils évitent enfin tout ce qui tend
à augmenter le mouvement des humeurs et à les
porter vers la gorge. Ils pourraient aussi, dans
un but prophylactique, faire usage, de tems en
tems, d'un gargarisme presque froid, composé
d'une infusion de sauge, de feuilles de roses de
Provins, avec addition d'un peu de liqueur minérale anodyne (n°. 60).

DE L'ANGINE SQUIRREUSE.

La tuméfaction, la dureté et l'indolence des
glandes répandues dans les parties qui servent à
la déglutition et à la respiration, constituent l'angine squirreuse.

Dans cette espèce d'angine, les frictions, la
vapeur du vinaigre, les emplastiques sont quelquefois efficaces quand le mal est récent.

Si ces premiers moyens sont insuffisans, BOER-
RHAVE conseille l'extirpation de la glande ou la

cautérisation conduite avec sagesse et précaution.

VAN-SWIETEN préfère l'extirpation, et il regarde comme dangereux les caustiques et les corrosifs, si ce n'est dans le cas où il serait possible de détruire toute la tumeur en même tems et par une seule application.

Lorsque l'opération par l'instrument tranchant n'est pas praticable, il faut, quoiqu'en pense VAN-SWIETEN, recourir aux caustiques dont l'application, bien que dangereuse en effet, n'est pas toujours suivie d'un mauvais succès.

On doit d'abord essayer les plus doux, tels que l'huile de tartre par défaillance (potasse mêlée de carbonate de potasse en déliquescence) ou l'esprit de sel (acide muriatique) étendu d'eau. Ce dernier caustique a le double avantage de résister puissamment à la dissolution putride, et de pouvoir être appliqué sans inconvénient, ainsi affaibli, même sur les cancers si facilement irritables de leur nature.

On touche la glande squirreuse avec une tente de charpie imbibée de la dissolution caustique, et adaptée en forme de pinceau à l'extrémité d'une sonde creuse. A l'aide de cet expédient, on évite facilement de porter le remède sur les parties voisines.

Après l'application du caustique, le malade tiendra sans cesse dans sa bouche quelque décoction très-émolliente pour calmer la douleur de la partie cautérisée, et lorsque les premières escharres seront tombées, on appliquera de nouveau les caustiques, puis on reviendra aux gargarismes émolliens, et ainsi de suite et alternativement, jusqu'à ce que la tumeur squirreuse soit totalement détruite et consumée.

Après chaque application on examinera avec soin la partie, afin de reconnaître si elle ne prend point une phisionomie cancéreuse, auquel cas, il faudrait renoncer à l'usage des corrosifs.

Lorsqu'on opère par l'instrument tranchant, il est rare qu'on réussisse par ce procédé à extirper complètement la glande, et il est encore nécessaire, comme RUISCH l'a reconnu d'après l'expérience, d'appliquer sur les parties incisées le cautère actuel.

Quelquefois l'œsophage devient squirreux dans sa propre substance, d'autrefois ce conduit, rétréci peu-à-peu par une tumeur squirreuse des parties voisines, finit par être complétement fermé par les accroissemens successifs de cette même tumeur. Ces deux espèces d'angines ne laissent aucun espoir de guérison.

Dans le principe de la maladie, la déglutition des alimens solides se fait avec quelque difficulté, et les malades sentent dans le trajet de l'œsophage un certain obstacle que les alimens ont de la peine à franchir; le mal fait des progrès, la déglutition devient impossible, les matières alimentaires s'arrêtent dans la partie supérieure à l'obstruction et sont vomies mêlées avec des mucosités de la bouche et de la gorge.

Van-Swieten pense que cette angine peut avoir pour cause l'abus des liqueurs spiritueuses, ou l'usage des boissons très-chaudes, lesquelles sont propres tout à la fois à épaissir les liquides et à froncer les solides; cependant il ajoute qu'on voit des maladies de ce genre qui, après l'examen le plus attentif, n'offrent aucune cause apparente à laquelle on puisse les rapporter avec quelque vraisemblance. Il a essayé, mais infructueusement, dans cette occurrence, différens remèdes, tels que les savons les plus pénétrans, les émolliens, les hidragogues les plus puissans, les frictions mercurielles, les emplâtres de gommes férulacées, le mercure et la salivation même.

On peut tenter l'usage de l'extrait de ciguë et des gargarismes avec l'infusion de cette même plante, quand il sera possible de les diriger sur la partie même ; car j'ai vu , et d'autres l'ont également remarqué , des tumeurs squirreuses dissoutes et parfaitement guéries par l'usage de ce remède que déja les anciens appliquaient extérieurement comme fondant et résolutif.

A la naissance du squirre , les pillules suivantes peuvent quelquefois produire de bons effets :

Prenez Gomme ammoniaque. . . . . demi-once.

      Extrait de cigüe. . . . . demi-gros.

      Kermès minéral. . . . . . . 10 grains.

Mêlez très-exactement et divisez en pillules de trois grains.

Le malade en prendra cinq, trois fois par jour, et boira , immédiatement après chaque dose , une tasse d'infusion de cigüe.

Il est convenable de purger quelquefois le malade avec la terre-foliée de tartre (acétite de potasse) et autres médicamens de ce genre , mais ,

  ,, Interdum doctâ plus valet arte malum (1) ,,.

Il est encore quelques espèces d'angines dont je parlerai ici en peu de mots, quoiqu'elles n'appartiennent point au genre inflammatoire.

---

(1) " Mais quelquefois le mal est plus puissant que l'art. ,,

DE L'ANGINE PARALYTOÏDÉE.

Je traitai, il y a un an, un malade qui, à la suite d'un vertige, éprouva tout-à-coup un obscurcissement sensible dans l'œil gauche, il soulevait à peine la paupière du même côté, et il se plaignait d'une certaine difficulté à avaler, quoiqu'à l'inspection, la gorge ne présentât rien que de naturel. Je présageai dès lors la paralysie de l'œsophage, et ce funeste pronostic ne tarda point à se vérifier, car deux heures après le premier accident, la faculté de la déglutition fut totalement anéantie.

J'employai tous les moyens qui furent en mon pouvoir; je mis en œuvre tous ceux qui me furent suggérés par d'autres médecins d'un mérite éminent; vains efforts, la fièvre survint, un léger délire la suivit, et le malade succomba.

WILLIS, dans une angine de ce genre, s'avisa du moyen suivant : il adapta à l'extrémité d'une baleine, artistement préparée à cet effet, une petite éponge, et, dès que le malade avait bu ou mangé, on enfonçait avec précaution l'instrument dans l'œsophage et, au moyen de cette espèce de piston, on forçait les matières alimentaires ou les boissons à descendre dans l'estomac; il conservait depuis seize ans un malade qui, chaque jour, ne se nourrissait qu'à l'aide de cet expédient, et qui existait encore alors que ce médecin célèbre écrivait ce fait intéressant.

A la suite des fièvres continues et des intermittentes de longue durée dans le traitement desquelles on a abusé des évacuans, il survient quelquefois une angine dans laquelle la sécheresse, le rétrécissement de la gorge et la face hippocratique annoncent une affection paralytique et sont le présage d'une mort prochaine.

Les restaurans et les fortifians sont les moyens indiqués dans cette circonstance, mais rarement on peut les rendre profitables, à cause de la difficulté de la déglutition.

On supplée au défaut de cette fonction par les lavemens nourrissans et corroborans :
Prenez Ecorce du Pérou. . . . . . . demi-once.

Faites bouillir pendant une demi-heure dans trois livres de bouillon gras.

      Nitre purifié. . . . . 1 scrupule.

On en injectera quatre onces toutes les deux heures.

Dans l'angine paralytodée provenant d'excès vénériens, JOSEPH-BAADER, protomédecin de l'Autriche antérieure et directeur de la faculté de médecine de Fribourg, mon ancien et intime ami, a quelquefois éprouvé de bons effets de l'usage des noix ordinaires et des noix de coco, confites dans le sirop de cannelle (1).

DE L'ANGINE PUTRIDE.

J'ai observé, mais très-rarement, dans ma pratique, l'angine putride décrite par HUXAM.

Il paraît que cette maladie meurtrière a autrefois

---

(1) On lit, dans un ouvrage également recommandable et par son objet et par son exécution, que le D. LOEFLER a guéri une angine paralytodée, en touchant plusieurs fois, par jour, l'arrière-gorge avec un pinceau imbibé de teinture de cantharides. Voy. *Recueil période de littérat. médic. étrangère*, ou *Supplément au recueil période de la société de médecine de Paris*, tom. 1, pag. 208.

Avant d'avoir connaissance de cette pratique de LOEFLER, j'ai guéri plusieurs fois par le même moyen, lorsque les autres applications usitées étaient sans effet, ce prolongement presqu'indolent de la luette qui accompagne l'angine pituiteuse, et dans laquelle l'organe dont je parle, est mollasse, blanchâtre et glutineux. Mais, comme l'observe le médecin allemand, il est important, en employant cette liqueur, de procéder de telle sorte que les malades ne puissent en avaler. (*Note du traducteur.*)

exercé

exercé ses ravages à Vienne, et, quoique j'espère
que la clémence du ciel nous préservera à l'avenir
de ce fléau destructeur, je donnerai cependant le
précis de l'histoire de cette espèce d'angine, afin
que, si elle se répandait de nouveau parmi nous,
on puisse s'en former une juste idée. D'ailleurs, on
voit quelquefois des fièvres putrides très - funestes
accompagnées de difficulté de la déglutition et
qui simulent la maladie dont il s'agit; telles furent
celles qui régnèrent dans les années 1772 et 1773,
lesquelles furent si fréquemment mortelles, lorsqu'on négligea l'usage des vomitifs et qu'on pra-
tiqua de trop abondantes saignées.

L'angine putrido-maligne dont Huxam, cet
observateur infatigable des maladies épidémiques,
nous a donné une relation si exacte, fut précédée
par un été humide, froid et orageux, et quoiqu'il
y eût, en juin, juillet et août, des jours très-
chauds, l'atmosphère ne cessa cependant d'être
humide et pésante.

Pendant ces trois mois, il ne régna aucune
épidémie; mais bientôt après on vit paraître une
maladie cruelle qui s'annonçait par le frisson, la
roideur et l'immobilité du cou, par les alternatives
du froid et de la chaleur, par la douleur de tête,
le mal de gorge et l'enrouement, par une oppres-

sion énorme à la région précordiale, les vomissemens fréquens et la diarrhée ; parfois on trouvait
le pouls petit et tremblant , d'autrefois lent et
vermiculaire , et les urines étaient tantôt pâles ,
claires et ténues , tantôt très-colorées , troubles et
semblables à du petit-lait non clarifié.

La maladie semblait légère pendant le jour ,
mais la nuit tous les symptômes s'aggravaient ,
les glandes maxillaires , les amygdales , et les
parotides enflammées se tuméfiaient , l'arrière-
gorge d'un rouge vif était parsemée de taches
blanchâtres ou cendrées , et les croutes qui recouvraient ces espèces d'aphtes étaient quelquefois
assez proéminentes.

La peau était chaude , aride , rude au toucher ,
et les malades avaient rarement de la disposition
aux sueurs.

La couleur des ulcères devenait plus obscure ,
celle des parties voisines était livide , la respiration
s'embarrassait et devenait stertoreuse , la voix
rauque et semblable à celle des personnes qui ont
un ulcère vénérien à la gorge. Les malades , vers
le quatrième ou le cinquième jour , crachaient
abondamment, ou un mucus purulent quelquefois
teint de sang, ou une matière livide. Chez quelques-
uns, les narines enflammées et excoriées distillaient

sans cesse une matière sanieuse et corrosive (1) , et la suppression subite de cette double excrétion de la bouche et du nez faisait périr soudain un grand nombre d'enfans.

Si les malades avalaient cette matière acre et rongeante , elle causait des tranchées cruelles et la diarrhée , et elle excoriait les intestins , l'anus et même les fesses ; elle corrodait aussi la trachée-artère , et des portions de sa membrane interne étaient rendues par l'expectoration avec beaucoup de sang et de matière corrompue ; ces malades finissaient par tomber dans la phthisie et succombaient après avoir langui long-tems , ou bien , la matière se jettant tout-à-coup sur les poumons , ils périssaient avec tous les symptômes de la péripneumonie. Dans le cours de la maladie , il survenait des éruptions cutanées remarquables par leur couleur écarlate; les pustules étaient quelquefois très-saillantes , d'autrefois elles étaient fort petites et plus sensibles au toucher qu'à la vue.

---

(1) Cette humeur, au rapport d'Huxam , était d'une causticité telle qu'elle corrodait non-seulement les lèvres , les joues et les mains des enfans qui étaient attaqués de la maladie , mais même les mains des gardes qui en prenaient soin. *(Note du traducteur.)*

Chez quelques-uns , l'anxiété et les vomissemens étaient calmés par l'éruption lorsqu'elle se faisait bénignement et de bonne heure , ét lorsqu'elle était suivie d'une desquammation abondante : mais , lorsque la couleur des exanthêmes devenait obscure et livide , ou lorsqu'ils rentraient tout-à-coup , les urines limpides et crues , les convulsions , la leucophlégmatie , l'enflure du cou , la face cadavéreuse , les hoquets et enfin la mort ne tardaient point à succéder à ces sinistres accidens. La maladie était à son plus haut période , le cinquième ou le sixième jour , chez les enfans et les jeunes gens ; chez les adultes , elle parvenait plus tard à son état. La crise s'opérait à peine avant le onzième jour , et cependant , lorsqu'elle n'avait pas lieu plutôt , elle était rarement complète.

Parmi les adultes , quelques-uns périssaient , dès le second ou le troisième jour , frénétiques , péripneumoniques ou dans un état comateux , suivant que la matière morbifique se portait ou à la tête ou aux poumons. D'autres , tourmentés et épuisés par une toux énorme accompagnée de crachement de sang , tombaient dans l'éthisie , et , après avoir subi toutes les phases du dépérissement , expiraient au bout de quelques semaines de langueur.

S'il survenait une douce sueur le troisième ou le quatrième jour, si les pulsations artérielles devenaient égales et fortes, si les croûtes de la gorge tombaient d'elles-mêmes avec facilité, et si le fond des ulcères qu'elles recouvraient paraissait net, et les chairs vives, si enfin la respiration était moins accélérée, plus libre et les yeux meilleurs, il y avait lieu de bien augurer de la maladie, et elle était complètement jugée par les sueurs soutenues, par les urines troubles, sédimenteuses, furfuracées, par une abondante expectoration, et en dernier lieu, par une forte desquammation de la peau.

HUXAM, dans cette espèce d'angine, regarde la saignée comme mortelle, toutes les fois que le pouls, quoique plein, est en même tems lent, inégal et vermiculaire, qu'il y a prostration des forces et des esprits vitaux, oppression à la région précordiale, et que les yeux sont languissans, larmoyans et louches.

Cependant, dans le principe de la maladie, on pouvait tirer un peu de sang, lorsque les sujets étaient pléthoriques et éprouvaient une grande difficulté à respirer. Mais, en ce cas même, la saignée devenait nuisible si elle était trop abondante, et sur-tout si le sang avait peu de consistance et de densité.

Le sang se couvrait quelquefois d'une couenn

mince mais assez ténace , blanchâtre ou plombée , sous laquelle on trouvait d'abord une première couche molle et verdâtre et plus profondément un coagulum noir , épais, mais à peine lié.

C'est donc une erreur bien grave de réitérer la saignée par le seul motif que le sang tiré en premier lieu est couenneux.

Dans la fièvre putride épidémique qui régna pendant deux ans en Autriche , quelques médecins , déterminés uniquement par la violence des douleurs de tête , ordonnaient la saignée , quoique le pouls ne fût ni dur , ni plein. Ils n'en obtenaient aucun bénéfice , et même, lorsqu'elle était trop copieuse , les soubresauts des tendons, le délire, les convulsions en étaient bientôt la suite.

Huxam , dans le traitement de l'angine putride , débutait par les lavemens de lait avec le sucre et le sel (1). Si le ventre était serré , il prescrivait au contraire quelques grains de rhubarbe torréfiée avec le diascordium ou la décoction blanche de

____

(1) Le traducteur d'Huxam dit : Avec le *miel* et le sel ; mais le texte anglais porte : Avec le *sucre* et le sel , *clyster of milk* , sugar *and sall* , etc. Voy. A. dissertation on the ulcerous sore throat. pag. 13. (*Note du traducteur.*)

Sydenham ; si , dans son principe , la maladie était accompagnée de diarrhée , et si celle-ci était très-forte , il donnait avec grand succès une cuillerée ou deux de décoction de Fracastor de Fuller.

Les nausées et le vomissement , sur-tout chez les adultes , exigeaient un léger vomitif , lequel calmait un peu le mal de gorge.

Quelquefois même , Huxam faisait vomir les enfans avec l'oximel scillitique , l'essence d'anti-moine , etc. , et débarrassait ainsi la gorge d'un mucus ténace qui les suffoquait , s'il n'était promptement évacué.

Ces premiers moyens administrés , il mettait ses malades à l'usage d'une mixture composée de sel d'absynte , de sel volatil de corne de cerf (ammo-niaque de corne de cerf) , avec le suc de limon et l'eau alexitère simple auxquels il ajoutait la poudre de contrayerva et une légère dose de myrrhe et de safran. Lorsque la fièvre devenait plus violente , il joignait aux substances précédentes quelques grains de nitre et , pour les adultes , un ou deux grains de camphre , si leur estomac le supportait.

Le second ou le troisième jour , outre la mixture ci - dessus , il prescrivait sa teinture alexi-pharmaque de quinquina qu'il préfère à la substance de cette écorce , par la raison que la

première favorise davantage l'éruption des exanthêmes , et qu'elle est moins capable d'empêcher
les sueurs de naître.

Les sueurs étaient critiques , lorsqu'elles étaient
uniformes et modérées , et qu'elles survenaient le
troisième , quatrième , cinquième jour et même
plus tard. Car , dès le moment qu'elles avaient
lieu , les urines antécédemment claires et ténues
donnaient des signes de coction et déposaient
abondamment un sédiment argilleux ou de couleur
de brique pâle.

Huxam provoquait les sueurs à l'aide de la
décoction d'orge , d'avoine, etc. (1) , et elles étaient
d'une odeur très-fétide , même chez les enfans.

Il ajoutait aux moyens précédens , pour les
adultes , l'élixir de vitriol ou la teinture de quinquina et d'écorces d'oranges d'Espagne torréfiées
et infusées dans un mélange de vin rouge et
d'eau , le tout clarifié suivant l'art ; ce qui forme

---

(1) Huxam joignait aux délayans et rafraîchissans ci-dessus
indiqués , de doux diaphorétiques , comme il le dit lui-
même. Au reste , il n'est pas douteux que les rafraîchissans
seuls ne soient quelquefois sudorifiques, et c'est sur-tout dans
le cas où l'organe cutané , brûlant et aride , est desséché et
comme froncé par l'excès de la chaleur pathologique. (N. du tr.)

un excellent anti-putride et un alexi-pharmaque puissant.

Les malades se gargarisaient souvent avec une décoction de figues et de roses rouges (1).

Ils prenaient de tems en tems et sur-tout, après s'être gargarisés, une cuillerée d'un mélange de vin austère avec la myrrhe et le miel, ou de mucilage de semences de coings édulcoré avec le sirop de framboises, ou enfin on leur donnait un peu de teinture de myrrhe *per se* et quelques gouttes d'élixir de vitriol.

Les malades éprouvaient un grand et prompt soulagement en respirant la vapeur de l'infusion de camomille et de roses rouges, ou celle de la décoction de myrrhe et de camphre qu'on faisait bouillir avec le vinaigre.

Lorsque le cou était enflé ou seulement les parotides, HUXAM appliquait sur la partie tuméfiée des cataplasmes acres ou des vésicatoires. Quand

---

(1) TOURNEFORT, en parlant de la squinancie gangréneuse qui est la même que celle dont il s'agit, vante beaucoup les effets qu'il a obtenus de la solution de styrax liquide dans l'eau-de-vie, employée en gargarismes. FOTHERGILL qui a décrit, avant HUXAM, cette maladie, faisait également toucher l'arrière-bouche avec une dissolution de styrax. (*N. du tr.*)

le ventre était tendu et ballonné , les urines
difficiles ou supprimées , il fomentait la région
abdominale avec les substances émollientes et çar-
minatives bouillies dans du lait et de l'eau , et
auxquelles on ajoutait du sel et du sucre. Il excitait les déjections alvines , lorsqu'il en était
besoin , avec la rhubarbe et l'électuaire lénitif ,
et, dès qu'il se manifestait des signes de coction ,
il administrait le quinquina en substance, à moins
que la constipation ou le météorisme du ventre
le forçassent à s'en abstenir. Du reste il préférait
généralement la décoction d'écorce du Pérou à ses
autres préparations , par la raison qu'elle causait
moins d'oppression.

Quoique les purgatifs ne convinssent point au
commencement de la maladie , l'usage des doux
cathartiques devenait indispensable sur son déclin ,
pour expulser les matières putrides amassées dans
les intestins , lesquelles matières, si elles n'étaient
évacuées, traînaient la fièvre en longueur, empê-
chaient le retour de l'appétit ou , le détruisant
totalement , occasionnaient la tuméfaction de l'abdomen et formaient des obstructions considérables.

La mort était précédée et annoncée par les hémorragies , la puanteur cadavéreuse , la lividité
et l'enflure de toutes les parties du corps ; Huxam

àttribue ce dernier symptôme au volume d'air qui se développe dans le sang par suite du mouvement intestin, de la chaleur et de la fermentation putride (1).

Tissot parle d'une angine épidémique d'un caractère putride plus qu'inflammatoire, dans laquelle il vante l'effet des vomitifs, et condamne l'usage de la saignée, à moins que la maladie soit compliquée d'inflammation.

Une femme grosse de six mois fut atteinte d'un mal de tête insupportable, auquel se joignit une légère difficulté de la déglutition. Le pouls était fréquent, la respiration pénible, la soif ardente, l'appétit nul, le ventre serré, les urines d'un jaune pâle, la figure de couleur de brique et l'arrière-gorge plus rouge que dans l'état naturel. On appliqua des sinapismes, et on tira neuf onces de sang qui ne parut ni inflammatoire ni colliquatif. Le sirop de groseille avec le sel de Glauber (sulfate de soude) procura à la malade des déjections alvines très-fétides, mais sans améliorer son état. Bientôt tous les symptômes s'exaspérèrent, l'arrière-gorge devint d'un rouge cramoisi et fut par-

____

(1) Tom. 3, pag. 53.

semée de taches blanchâtres qui ne tardèrent point à manifester un caractère vraîment gangréneux. La voix et la toux étaient accompagnées de sifflement, et la soif devint si énorme que la malade but quarante livres de boissons dans l'espace de dix heures. Tantôt elle délirait, et tantôt elle tombait dans un état comateux. Elle rendait, en toussant des portions membraneuses considérables semblables à de la chaire morte et enduites d'une matière puriforme. Le soir, tout s'aggravait encore ; une chaleur brûlante au toucher, une anxiété extrême, les défaillances, un sentiment de strangulation au larynx, le pouls faible, très-vîte, prodigieusement vacillant et la difficulté de respirer faisait craindre la mort à tous les instans.

La grande irritabilité de la malade et l'excessive chaleur qui la dévorait, ne permettaient point l'application des vésicatoires réprouvés avec grande raison, en pareil cas, par WINTRINGHAM. Je dus également interdire l'usage des gargarismes antiseptiques, quoique je les aie conseillés dans la maladie dont il s'agit, car le sujet ne pouvait les supporter. Dans cet état de choses très-embarrassant, j'eus recours au quinquina, et la malade en prit, pendant plusieurs jours, la dose de trois onces et demie en décoction, toutes les vingt-quatre heures. Elle but aussi abondamment du sirop de guimauve dissous dans l'eau commune et aiguisé avec l'esprit de vitriol (acide sulfurique étendu d'eau). Dans les momens d'extrême faiblesse, on lui donnait un mélange d'eau de mélisse et d'esprit de corne de cerf succiné (ammoniaque de corne de cerf succiné) ; à l'aide de ces divers moyens, les symptômes se modérèrent successivement ; cependant il restait une petite fièvre lente opiniâtre, laquelle céda enfin à un long usage du quinquina, et la malade accoucha, à son terme, d'un enfant bien portant, et qui, ainsi que sa mère, jouit encore aujourd'hui de la santé la plus complète.

Ce que nous avons dit, en parlant de l'angine putride, vient à l'appui des principes établis dans le traité des fièvres et prouve qu'il est des maladies à la fois putrides et inflammatoires dans lesquelles il est nécessaire de tirer du sang, mais avec plus d'économie cependant que dans celles qui appartiennent exclusivement au genre de l'inflammation ; on a vu également que dans la diathèse uniquement putride la saignée est préjudiciable.

J'ai aussi démontré dans la première partie de cet ouvrage la nécessité indispensable des vomitifs dans le cas de saburre putride des premières voies, et ce principe incontestable trouve encore ici sa confirmation.

J'avais également établi que l'extrait et la décoction de quinquina étaient souvent préférables à la substance même de cette écorce.

Enfin, on a vu que les exanthêmes étaient quelquefois critiques lorsque leur éruption coïncidait avec une amélioration notable de l'état des malades, et que cette crise salutaire devait être provoquée ou soutenue par les stimulans tels que le camphre, la serpentaire, etc., et ces vérités reçoivent une nouvelle force de ce qui vient d'être dit sur l'angine putride.

Huxam blame l'usage des sels volatils alkalins dans cette maladie, il pense qu'ils ne peuvent qu'aggraver le mal et que c'est, comme on dit, jeter l'huile sur le feu ; cependant je m'en suis servi avec le plus grand succès, lorsque j'ai trouvé le pouls tremblant, inégal, intermittent et mou.

Nos médecins de la province de Styrie avaient reconnu (1) l'efficacité de l'esprit de corne de cerf dans la fièvre putrido-maligne, bien long-tems avant que les Anglais l'eussent observée (2).

----

(1) Ephem. natur. curiosor. anno I, decur. 3, anno 1694.

(2) L'angine putride, l'angine maligne ou le mal de gorge

DE L'ANGINE AQUEUSE.

'L'angine aqueuse ou œdémateuse est celle dans
laquelle la déglutition ou la respiration sont

---

gangréneux, régna en Espagne en 1610 ; jusques-là cette maladie n'avait point encore été observée, à moins qu'on ne
veuille lui assimiler les ulcères de la gorge auxquels furent
sujets les Syriens et les Égyptiens, au rapport d'ARÉTÉE de
Cappadoce, et les ulcères pestilentiels, dont il est fait mention dans AETIUS AMIDENUS. Elle se manifesta de nouveau à
Naples en 1718, et y fut très-répandue pendant plus de
vingt années. Elle fut décrite avec exactitude par les médecins contemporains. En Angleterre, le D. LEATHERLAND fut
le premier, à ce qu'il paraît, qui en indiqua le traitement
méthodique. Le célèbre FOTHERGILL le reçut de lui, suivant
M. ELLIOT, et publia en 1748 ses réflexions sur cette maladie (voyez *on account of the putride sore throat*). HUXAM
s'empara des notions que FOTHERGILL lui avait fournies, les
étendit et les éprouva par de nouvelles observations en 1752
et 53, et nous a donné l'histoire la plus complète que nous
ayons des maux de gorge gangréneux. BARD a fait, à New-
Yorck, en 1771, des recherches sur cette funeste maladie
qu'il a appelée *angine suffocante*. JOHNSTONE donna aussi un
traité sur cette matière en 1779. En France, ASTRUC, BOYER,
MARTEAU ont écrit sur le même sujet ; mais l'ouvrage de ce
dernier est celui qui mérite le plus d'être cité. Il contient les
réflexions les plus sages sur l'épidémie dont il s'agit. (*Note
du traducteur.*)

gênées par une tumeur blanche, aqueuse, froide et dénuée de tout signe d'inflammation.

Les sujets leucophlegmatiques, pâles, débiles sont exposés à cette espèce d'angine. Communément, dans cette maladie, la luette se prolonge et est comme transparente, et quelquefois les amygdales sont gorgées d'une humeur aqueuse qui les tuméfie.

La douleur qui accompagne l'angine aqueuse est légère, à moins qu'elle ne soit le résultat d'une enflure considérable et de la distension qui en est la suite.

En effet la maladie, dont il est question, consiste uniquement dans des tumeurs lymphatiques formées dans les cavités de l'arrière-gorge par un liquide qui les dilate, en s'y accumulant.

Il peut se former des amas de ce genre dans les follicules glanduleux, ainsi que dans la partie du tissu cellulaire dont les muscles sont revêtus, et qui sert comme de gaine à leurs fibres.

Les causes de cette espèce d'angine sont toutes celles qui peuvent nuire à la libre excrétion de la lymphe, comme la compression qu'exercent sur les vaisseaux, un athérome, un stéatome et autres tumeurs de ce genre; des obstructions formées dans le follicule même d'une glande, par la

pituite

pituite, par un calcul ou par quelques matières gypseuses. Le froid , lorsqu'on en est frappé tout-à-coup , peut aussi déterminer une angine aqueuse par la constriction qu'il opère sur les conduits excrétoires de la lymphe.

Quelquefois aussi elle est l'effet de l'inertie des humeurs et de leur stagnation , comme dans le chlorosis.

L'angine aqueuse est une maladie moins grave que l'angine inflammatoire. Le pronostic varie cependant en raison des diverses causes qui la produisent , et des différentes parties affectées.

Car on conçoit sans peine qu'elle est plus facilement curable lorsque les émonctoires sont engorgés par la pituite , que lorsqu'ils sont obstrués par un calcul. De même , le danger est plus grand quand l'engorgement est situé au larynx , que lorsqu'il occupe le pharynx ou les amygdales.

La méthode de traitement doit varier ainsi que les causes de la maladie , desquelles il faut avant tout rechercher le véritable caractère : car on doit prendre garde de traiter, par une méprise funeste , l'inflammation de la luette par les moyens propres à remédier au relâchement de cet organe, et de la toucher , dans le premier cas , avec l'alun , par exemple , ou avec le vitriol.

Tome II.   G

Si la luette est tellement prolongée qu'elle s'appuie sur la base de la langue , on la touchera avec du poivre , ou on prescrira l'usage des gargarismes astringens. Si ces premiers moyens sont infructueux , on peut amputer la luette , et s'il survient une hémorragie à la suite de l'opération , on l'arrêtera par le moyen des styptiques qu'on portera , sur la partie , à l'aide d'une spatule.

Quand le malade est menacé de suffocation , il faut donner issue à l'amas d'humeurs aqueuses , par les caustiques ou mieux encore par l'instrument tranchant.

Mais avant tout , on doit tenter les remèdes généraux propres à dissiper cette surabondance lymphatique; tels sont : la chaleur du lit , les aromates , les sudorifiques , comme le sassafras , les sentaux , l'aristoloche , etc. (nº. 61) , les diurétiques , le genièvre , les cloportes , la scille (nº.62) , les drastiques , le jalap , la scammonée (nº. 63) , afin de désemplir promptement les gros vaisseaux et , de proche en proche , les plus petits , de telle sorte que les veines absorbantes , dégorgées à leur tour , puissent repomper la lymphe épanchée dans les cavités.

Les remèdes propres à détourner l'humeur des parties engorgées , sont également indiqués en ce cas ; tels sont : les vésicatoires au cou , à la nuque , derrière les oreilles , les apophlegmatisans , le mastic , la racine de pyrèthre , le poivre , le gingembre (n°. 64) (1).

La fumée de tabac et les gargarismes avec l'eau-de-vie , sont de bons préservatifs à conseiller à ceux qui sont sujets à cette espèce d'angine.

On s'abstiendra, après la guérison, des alimens desséchans, échauffans , et de l'exercice immodéré du corps , dans la crainte de rappeler le mal qui n'est plus.

Lorsque la maladie tient au défaut d'action des humeurs , les moyens propres à ranimer la circulation sont ceux qu'on doit mettre en usage ; les atténuans, les incisifs sont aussi très-recommandables , comme les pillules de gomme ammoniaque, d'extrait de mars , d'extrait d'aunée (n°. 65). On peut également prescrire à ceux qui n'ont pas d'aversion pour les préparations vineuses, le vin de quinquina chalybé (n°. 37). Mais au reste, ces remèdes conviennent mieux encore comme prophylactiques que comme moyen de guérison.

---

(1) Voy. tom. 2, pag. 80, note (1).

L'exercice, les frictions sont d'excellens pré- servatifs contre l'angine dont il s'agit.

Les personnes qui y sont sujettes doivent éviter le repos et s'abstenir des alimens gras, des nour- ritures aqueuses, des légumes et sur-tout des farineux (1).

---

(1) Pour compléter l'histoire des angines, il serait néces- cessaire de tracer encore ici celle de deux maladies, peu fréquentes à la vérité, mais d'autant plus redoutables qu'elles se présentent plus rarement et qu'elles sont moins connues : je veux parler du croup et de l'angine de la poitrine. J'avais d'abord résolu de donner une description de l'un et de l'au- tre, d'après les auteurs et d'après mon observation ; mais j'ai senti, d'une part, qu'il serait inconvenant de donner ici un traité des ces deux espèces d'angine avec tous les développe- mens que la matière exige presque nécessairement. D'un au- tre côté, j'ai réfléchi qu'une histoire abrégée des symptô- mes et du traitement de ces maladies serait superflue pour ceux qui les ont observées, insuffisante et peut-être dangereuse pour ceux qui ne les connaissent point ; car c'est sur-tout en médecine que sont funestes les demi-connaissances et les no- tions incomplètes. Je me contenterai de les indiquer nosolo- giquement et d'en tracer les caractères principaux ; je ren- verrai, pour le reste, aux auteurs qui en ont le mieux traité.

Le croup, *suffocatio stridula*, ainsi appelé par HOME qui, le premier, dans un petit traité publié en 1765, en a fait une maladie distincte de toute autre, a reçu divers autres noms des auteurs qui en ont parlé. Car généralement les maladies peu connues sont chargées de dénominations différentes, suivant la manière dont chacun les envisage. Celle-ci a encore été nommée *asthme aigu périodique*, par MILLAR ; *asthme spasmodique des enfans*, par RUSH (*dissert. Londres*, 1770); *cynanche stridula*, par CRAUFORT (*dissert. inaug. Edimb.* 1771); *catarrhe suffocant*, par HILLARY ; *angine polypeuse*, par MICHAELI ; *squinancie trachéale*, *par* CULLEN, lequel pense que la maladie qui régna à Francfort-sur-l'Oder, en 1758, et qui se trouve décrite *act. nov. tom.* 2. , est la même que celle dont il s'agit. C'est encore, suivant le nosologiste anglais, l'angine épidémique de l'année 1743, dont parle MOLLOY cité par RUTTI ; l'angine inflammatoire des enfans dont parle RUSSEL (*oeconom. nat. pag.* 70), etc. Quoiqu'il en soit de ces diverses dénominations et de leur plus ou moins de justesse, on a donné ces différens noms à l'inflammation de la glotte, du larynx ou de la partie supérieure de la trachée-artère, soit que l'inflammation occupe les membranes de ces parties ou les muscles qui leur sont propres. On connaît ce genre d'affection à un son rauque et particulier de la voix, a la difficulté de respirer, à un sentiment de serrement au larynx, à la pyrexie inflammatoire qui s'y joint. L'inspiration se fait avec un certain bruit que WICHMANN (*idée sur le diagnostic*, 2ᵉ. *vol.*) compare aux aboiemens d'un chien, ou aux cris d'une poule effarouchée. La toux est accompagnée d'un son aigre et sonore, et on n'apperçoit presque pas de gonflement à la gorge, etc. On peut consulter, sur cette matière, un excellent mémoire couronné par la société royale de médecine (par VIEUSSEUX, médecin de Genève); voy. aussi *Bibliothèque germanique* (n°.8, pag. 120). Les savans rédacteurs de ce journal, en rendant compte de l'ouvrage de WICHMANN sur le croup , en terminent l'analyse par des rapprochemens frappans et des réflexions judicieuses propres à répandre un grand jour sur la nature de cette maladie.

On puisera , dans le même journal, des notions précises sur l'angine de la poitrine dénoncée aux gens de l'art par le célèbre HEBERDEN qui, le premier, l'a signalée. WICHMANN, dans l'ouvrage cité plus haut, en parle en observateur exact, et s'applique sur-tout à établir la différence difficile à saisir, qui existe entre cette maladie et les diverses affections produites par les polypes du cœur. L'angine de la poitrine est caractérisée par une douleur et un serrement sous la partie moyenne ou inférieure du sternum , douleur qui, par laps de tems , gagne les omoplates, puis , le bras gauche plus communément, et s'étend quelquefois jusqu'au coude et même plus loin. Parfois elle se fait sentir des deux côtés du cou et même au haut des mâchoires et aux oreilles ; elle est accompagnée d'oppression , d'anxiété , de palpitations. Cette affection se renouvelle par accès, lesquels surviennent en marchant, après le repas , à l'occasion de toute espèce de secousse ou de mouvement pour vomir, tousser , avaler , rire ou parler. Les malades ne peuvent se coucher sur les côtés ; sur-tout sur le côté gauche ; la position horisontale leur devient pénible, et ils ne peuvent fléchir le corps en avant. (Dans le polype du cœur, cette position est non-seulement facile , mais encore soulageante et particulièrement recherchée par les malades). La saison et la température de l'atmosphère ne paraissent pas avoir une grande influence sur l'angine de la poitrine ; les passions de l'ame agissent d'une manière plus marquée. Par suite tous les symptômes s'aggravent , les paroxismes deviennent plus longs et plus fréquens , et quoique les malades

puissent vivre bien des années dans cet état sur lequel ils
sont sans inquiétude, au moment où l'on s'y attend le moins,
ils sont surpris par la mort. Ainsi ont fini, il y a quelques
années, DIDEROT et HUNTER. Voy. *Bibliot. german.*, n°. 9,
pag. 226; *Bibliot. britannique*, vol. 2, pag. 302 ; MACBRIDE,
medical commentaries, vol. 2, 3 et 5 ; WICHMANN, *Idée sur
le diagnostic.* 2°. vol. (*Note du traducteur.*)

CHAPITRE XVI.

DE LA PLEURÉSIE.

UNE douleur pungitive qu'augmente le mouvement de l'inspiration, et qui est accompagnée de chaleur, de toux et d'un pouls dur et fréquent, forme ce qu'on appelle la pleurésie. Le pouls cependant est assez souvent petit et mou, lorsque la violence extrême de la maladie et l'énormité des douleurs sont telles que les malades osent à peine inspirer (1).

(1) Le docteur GOODWYN prouve par des expériences aussi ingénieuses qu'exactes, que les changemens chimiques que le sang éprouve dans les poumons par l'intervention de l'air nouveau qui y est introduit à chaque inspiration, donnent à ce sang une qualité stimulante à l'aide de laquelle il devient propre à exciter les contractions de l'oreillette et du ventricule gauches du cœur. D'après cette donnée, on expliquera facilement la mollesse et la petitesse du pouls, lorsque l'inspiration n'est pas complète. Car alors la poitrine ne se dilatant plus qu'imparfaitement, et les poumons ne recevant plus le

Elle s'annonce quelquefois, un jour ou deux à l'avance, par les lassitudes spontanées et par le frisson.

La pleurésie est rare en été, elle est plus commune en hiver, et elle est fréquente au printems.

L'âge adulte est celui qui y est le plus sujet, la vieillesse en est rarement atteinte, et plus rarement encore l'enfance.

Les sujets maigres, sanguins, ceux qui exercent fortement leur corps y sont le plus exposés.

TRILLER a remarqué que les femmes étaient rarement affligées de cette maladie (1), mais qu'elle était plus meurtrière chez elles que chez les hommes.

La pleurésie vernale règne souvent épidémiquement dans les pays montueux, dans les contrées froides et exposées aux vents du nord.

On la divise en idiopatique et en sympathique; la première attaque primordialement le thorax; la sympathique n'est que l'effet secondaire d'une

---

volume nécessaire d'air nouveau, les contractions de l'oreillette gauche deviennent plus faibles, faute de stimulus, et la circulation se ralentit. (*Note du traducteur.*)

(1) CŒLIUS AURELIANUS avait fait cette observation avant TRILLER. (*N. du trad.*)

autre maladie préexistante et dont la matière s'est portée à la poitrine.

On distingue aussi une pleurésie humide dans laquelle les crachats sont abondans, et une pleurésie sèche où l'expectoration est nulle ou presque nulle.

Ou cette maladie attaque la plèvre et ses dépendances cellulaires, et on la nomme vraie et interne, ou elle a son siège dans les parties voisines des tégumens, comme les muscles intercostaux et la membrane adipeuse, et c'est alors la pleurésie fausse ou externe.

Les symptômes de la pleurésie fausse sont plus modérés et le pouls est moins dur et moins tendu. La douleur pungitive, dans cette dernière espèce, s'accroît au toucher, et lorsque le malade se couche sur le côté affecté; assez souvent même on apperçoit extérieurement à la partie douloureuse de la rougeur et de de l'enflure.

Les auteurs ne sont pas d'accord sur le véritable siège de la pleurésie.

Quelques médecins très-célèbres croient que la plèvre est dénuée de sensibilité, et ils prétendent que la maladie dont il s'agit ne réside point dans cette membrane, mais qu'elle a son siège dans les poumons.

Cette doctrine fut défendue, il y a plus d'un siècle (en 1646), par JEAN-MANELPHE (1).

Mais il est vraisemblable que la pleurésie tire son origine tantôt de la plèvre, tantôt de la tunique adipeuse qui lui est contigüe, quelquefois des muscles voisins, d'autrefois uniquement de la surface des poumons, et souvent de tous ces organes enflammés en même tems.

Car les ouvertures de cadavres démontrent qu'il est des cas où la plèvre seule est enflammée, suppurée et même sphacélée, et qu'il en est d'autres où la plèvre est intacte et où les muscles intercostaux sont seuls affectés ; enfin on remarque

---

(1) FELIX PLATER, lib. 2 ; ZECCHIUS, *Append. ad consul.* 26 ; REGIUS, *Instit.* lib. 2 , cap. 2, soutiennent la même thèse que MANELPHE. Mais la question ne peut paraître douteuse. Les ramifications nerveuses de la plèvre, quelque peu considérables qu'elles soient , les vaisseaux artériels et veineux qu'on y observe . enfin les ouvertures de cadavres ne laissent subsister aucune incertitude sur la sensibilité, ni sur l'inflammabilité de cette membrane, laquelle au reste ne jouit de ces qualités qu'à un faible degré, suivant l'avis des célèbres VALSALVA, MORGAGNI, SABATIER, etc. et comme le démontre assez sa structure intime. (*Note du traducteur.*)

aussi quelquefois que toutes ces parties ont participé en même tems à l'inflammation (1).

MORGAGNI lui-même, quoiqu'il prétende que la plèvre enflammée est indolente ou du moins n'est pas susceptible de douleurs pungitives, rapporte l'histoire d'un jeune homme qui, pendant sa maladie, éprouvait une douleur à la poitrine et dont la plèvre, après sa mort, fut trouvée légèrement enflammée (2).

---

(1) MONRO account of the diseases in the Britisch militari hospitals, pag. 123.

(2) L'histoire que rapporte MORGAGNI n'est point inconséquente à son opinion, elle serait au contraire propre à la confirmer. Il ne dit pas que le jeune homme dont il est question, ressentît une douleur pungitive, mais seulement de la douleur à la poitrine, douleur facile à expliquer, indépendamment de la sensibilité et même de l'inflammation de la plèvre, par les phénomenes que présenta l'ouverture du cadavre. La rate était trois fois plus volumineuse que dans l'état naturel ; la cavité gauche du thorax était entièrement remplie par le poumon tuméfié, dur, enflammé dans toute sa substance, et adhérent de toute part à la plèvre, laquelle, dit-il, n'était remarquable que par une rougeur légère annonçant un commencement d'inflammation, etc. Voy. MORGAGNI, lib. II epist. XX, art. 51. D'après cette exposition, on concevrait difficilement sans doute que la poitrine n'eut point été douloureuse, quand bien même la plèvre

HALLER (1) observe que les nerfs des poumons sont petits et peu nombreux, qu'on peut couper ces viscères par morceaux dans les animaux vivans sans que ceux-ci donnent des preuves d'une grande sensibilité, et qu'on a vu des suppurations abondantes du poumon s'établir sans fièvre et sans douleur.

Au reste, il est assez peu important pour le traitement de la maladie de connaître si elle a son siége

n'aurait pas participé légèrement à une inflammation aussi violente de tout le côté gauche du thorax comprimé et refoulé par le volume énorme de la rate. Bien plus, il est naturel de conclure des circonstances de cette maladie, que la plèvre est peu inflammable, puisque, dans le cas cité, on n'y appercevait qu'une phlogose légère, tandis que les parties qu'elle enveloppait, et avec lesquelles elle était comme identifiée en quelque sorte par ses nombreuses adhérences, étaient enflammées au degré le plus éminent. Au reste on trouve dans les auteurs de nombreuses observations analogues à celle rapportée par MORGAGNI: BARON, SENNERT, RIVIERE, PLATER, ZECCHIUS déja cité, BONNET, BOERRHAVE, HOFFMANN, etc., en fournissent de ce genre. PETRUS SERVIUS, dans trois cents cadavres de pleurétiques qu'il ouvrit à Rome, dit avoir trouvé constamment un lobe du poumon enflammé et farci d'une matière putride, tandis que la plèvre était intacte ou n'était que légèrement affectée. (*Note du traduct.*)

(1) Phisiol. maj. tom. 3, pag. 170.

ici ou là, puisque les moyens curatifs sont les mêmes dans l'un et l'autre cas, et que ceux qui veulent que la maladie réside dans le poumon, n'entendent point la placer dans la substance même de ce viscère, mais seulement dans la membrane superficielle qui le revêt immédiatement, laquelle n'est qu'une continuation de la plèvre.

Souvent la plèvre et le poumon sont enflammés en même tems, et la maladie prend alors le nom de pleuro-péripneumonie.

Huxam (1) remarque que cette complication est bien plus fréquente qu'on ne pense vulgairement, et qu'il arrive souvent que l'inflammation de la plèvre, faisant des progrès, gagne de proche en proche les poumons (2).

Les causes de la pleurésie sont toutes celles de nature à faire naître l'inflammation et à la déter-

---

(1) Tom. 1, pag. 89.

(2) Il arrive aussi, par une marche contraire, que l'inflammation se propage des poumons à la plèvre, et telle avait été sans doute l'origine de la pleuro-péripneumonie du jeune homme dont parle Morgagni, et dont il est question dans la note précédente. (*Note du traducteur*).

miner vers les parties susceptibles d'être affectées dans cette maladie. Tels sont la rigidité des vaisseaux, la densité des humeurs, le contact de l'air froid quand on a très-chaud, la transpiration supprimée, l'abus des liqueurs spiritueuses, la suppression d'une hémorragie habituelle, les boissons à la glace, etc.

Quelques-uns de ceux qui ont essuyés plusieurs pleurésies, en sont atteints de nouveau à la plus légère cause. Dans les cadavres de ces sortes de malades, le calibre des vaisseaux intercostaux paraît plus étroit, et quelquefois la veine azigos se trouve presque située sous l'aorte, de manière à faire conjecturer que peut-être, pendant la vie, il y avait compression de l'une par l'autre.

La douleur poignante augmentée par le mouvement de l'inspiration, la toux, la dureté et la vîtesse du pouls forment, comme on l'a dit, le diagnostic de la pleurésie.

La douleur se fait sentir ordinairement à l'un ou à l'autre côté, et quelquefois au dos ou aux épaules.

BAGLIVI parle de pleurésies occultes qu'il démasquait, au grand avantage des malades, par le procédé suivant :

Après les avoir fait coucher sur l'un ou l'autre

côté, il les faisait tousser et inspirer avec force, et si, dans ces grandes inspirations ou pendant les efforts de la toux, ils éprouvaient une douleur ou une pesanteur dans quelque partie du thorax, la pleurésie était reconnue.

Le médecin ne doit pas perdre de vue que généralement les personnes grasses ont plus de mollesse dans le pouls, et qu'il est plus dur chez les vieillards.

Il est nécessaire aussi de toucher le pouls à l'un et à l'autre bras; car, quelquefois il existe une grande différence entre les pulsations des deux artères radiales. ZIMMERMANN (1) en cite deux exemples frappans : chez le malade qui est le sujet de sa première observation, l'artère du bras droit ne battait que cinquante-cinq fois dans une minute, tandis que, dans le même espace de tems, on comptait quatre-vingt-douze pulsations à l'autre bras. Chez le second malade, le pouls était faible au bras gauche, et très-fort du côté opposé.

PRINGLE (1) remarque que, chez les personnes

---

(1) Bon der crf. iu der arznepkunst, t. 1, pag. 357.
(2) Pag. 101.

hystériques

hystériques ou hypocondriaques , les flatuosités et quelquefois les matières excrémentielles , en distendant le colon , font naître des douleurs surtout à la poitrine et au dos ; parfois ces douleurs s'étendent de l'une à l'autre partie , gênent la respiration et provoquent une petite toux fréquente. Mais elles diffèrent des douleurs pleurétiques , en ce que le pouls est sans dureté et que le sang , si on commet l'imprudence d'en tirer , ne devient pas couenneux.

Les remèdes que PRINGLE conseille en pareille circonstance , sont les laxatifs , les carminatifs , les fomentations et les vésicatoires (1) ; il rejette, comme très-dangereux , l'usage de la saignée.

La diversité des symptômes , d'âges , de sexes , de sujets , rend très-variable le pronostic de la pleurésie.

Le danger est en raison directe du nombre de parties enflammées.

----

(1) Les vésicatoires ne conviennent dans le cas dont parle PRINGLE , que comme excitans et propres à redonner aux organes l'énergie qui leur manque ; il serait superflu et même nuisible de les entretenir , et souvent il suffirait de les appliquer , à la manière de FRANK , comme rubéfians. (*Note du traducteur.*)

Tome II.   H

Une pleurésie qui s'annonce avec bénignité, et qui devient ensuite très-violente, est le plus souvent mortelle.

Une rechute, dans cette maladie, est à peine curable.

Lorsque la pleurésie a pour cause l'usage immodéré du vin ou des autres liqueurs fermentées, souvent le malade périt dès le troisième ou quatrième jour.

Suivant le témoignage d'HIPPOCRATE, les sujets robustes et qui se livrent à des exercices violens, succombent plus communément que ceux d'une force médiocre.

Chez les femmes grosses, le danger est plus grand, soit parce qu'elles supportent moins bien les saignées nécessaires, soit parce qu'en cet état de choses, le diaphragme étant soulevé par les viscères abdominaux, la poitrine ne se dilate plus avec la même liberté : cependant cette maladie n'est pas toujours mortelle en ce cas, quoiqu'HIPPOCRATE l'ait prononcé.

TRILLER a observé que la pleurésie du côté gauche était plus rare (1), mais aussi plus

____

(1) On a remarqué que la pleurésie et la péripneumonie se

longue et plus grave que celle du côté droit (1).
Les sueurs abondantes, avant la rémission de

formaient plus souvent au côté droit qu'au côté gauche; il est reconnu, comme nous l'avons dit en son tems, qu'il en était de même du cancer; l'hémorragie du nez, dans l'hépatitis, a lieu ordinairement par la narine droite; mais ce dernier fait est facilement explicable.

Au contraire, la paralysie attaque plus fréquemment la moitié gauche du corps que la droite, suivant DE HAEN, BARTHEZ et plusieurs autres. Dans les maladies vénériennes, le testicule gauche est le plus souvent affecté. Suivant HOFFMANN, l'inflammation du rein gauche est plus fréquente que celle du rein droit. Au commencement et dans le cours des maladies aigües, l'œil gauche est presque toujours celui où se manifeste ce symptôme terrible et presque constamment mortel, dont parle le docteur HAGER d'Altenbourg, et que chacun a pu remarquer. On voit, dit-il, le globe de cet œil comme retiré au fond de l'orbite; son volume paraît diminué, la vision est perdue de ce même côté, et tandis que le malade ferme l'œil droit, le gauche, déja cadavéreux, reste ouvert, etc.

(1) On a présumé que si la pleurésie ainsi que la péripneumonie étaient plus dangereuses lorsqu'elles attaquaient le côté gauche (*), que lorsqu'elles avaient leur siége au côté droit, ce pouvait être par la raison que, dans le premier cas, le péricarde et le cœur même participaient peut-être à l'inflammation des parties voisines. (*Note du traducteur*).

(*) RUFUS, RHASÈS et AVICENNES sont d'un avis opposé.

la douleur, sont l'annonce d'un danger imminent.

La pleurésie sèche est pour l'ordinaire plus rebelle que celle que nous avons nommée humide.

La pleurésie, ainsi que toutes les maladies graves, se termine par la santé, par une autre maladie ou par la mort.

Si les humeurs sont douces et bien conditionnées, si l'inflammation n'est pas très-forte, et si la maladie est encore récente, elle sera jugée par une résolution bénigne.

Les évacuations critiques ont lieu par l'expectoration, par les selles et par l'hémorragie des narines. Le plus souvent des urines sédimenteuses accompagnent la crise.

Il est à desirer que l'hémorragie du nez arrive du premier au cinquième jour de la pleurésie; plus tard, quoiqu'elle ne laisse pas d'être bienfaisante, elle a néanmoins l'inconvénient de prolonger la maladie.

Les hémorrhoïdes sont rarement critiques, à moins que la maladie n'ait pour cause leur suppression.

Une douleur, qui survient à l'épaule ou à la région de l'omoplate avec un allégement notable de la douleur pleurétique, doit être regardée comme le signe d'une terminaison critique, et, quelque grave que fût la maladie, je n'ai vu périr aucun de ceux chez qui s'est manifesté un pareil symptôme.

Lorsqu'elles ne sont pas l'effet d'un régime trop irritant ou trop chaud, les miliaires soulagent les malades, mais n'opèrent point une crise complète, comme l'a prétendu ALLIONI, si ce n'est dans la pleurésie catarrhale.

Si l'inflammation n'est pas assez violente pour faire craindre la gangrène, et si cependant elle est trop forte pour qu'on soit fondé à espérer qu'elle se termine par la voie de la résolution ou par quelque évacuation critique, on doit s'attendre à la suppuration dont nous assignerons par la suite les symptômes et les diverses terminaisons.

La pleurésie se termine par la mort, lorsque la violence de la douleur, permettant à peine aux malades de respirer, finit, en s'accroissant, pár les suffoquer, ou lorsque la gangrène survient.

La gangrène est à redouter toutes les fois que, la douleur cessant subitement, la difficulté de respirer ou l'oppression de la poitrine ne laissent pas de se maintenir ou d'augmenter.

Cette dernière terminaison est quelquefois l'effet des boissons spiritueuses données comme remède par le peuple qui, dans le principe de la maladie, se persuade qu'elle est produite par des vents.

Le pouls défaillant, l'haleine froide et les extrémités glacées sont des signes mortels. Suivant HIPPOCRATE, ces pleurétiques périssent dont la poitrine bruït sans cesse, dont la figure est triste et les yeux ictériques et obscurcis.

On doit commencer le traitement, en tirant du sang abondamment et par une large ouverture. Car, l'expérience nous apprend que, dans cette maladie, une seule saignée de quatorze ou seize onces produit plus d'effet que plusieurs faites avec parcimonie.

Il est indispensable néanmoins, dans l'emploi de ce moyen, d'avoir égard au tempéramment, aux forces, à l'âge, aux habitudes, au genre de vie antécédent du malade, etc., conformément à ce qui a été dit dans le traité des fièvres.

La pleurésie symptômatique, celle, par exemple, qui tire son origine d'une métastase arthritique, ou qui a pour cause une fièvre traitée par un régime trop échauffant, n'exige pas d'aussi abondantes saignées, non plus que celle qui survient dans une saison chaude et humide (1).

____

(1) On ne saurait trop insister sur le danger de tirer du sang, dans quelque maladie que ce soit, quand l'hu-

L'écoulement actuel des règles et des lochies
n'est point une contr'indication de la saignée, si

---

midité se joint à la chaleur de la saison ; alors les saignées,
même modérées, produisent rarement de bons effets, et,
lorsqu'elles sont copieuses, elles deviennent presque certainement nuisibles. Dans les saisons chaudes et humides, l'atmosphère est pésante, la fibre lâche, les sujets débiles, les viscères paresseux, les fonctions languissantes et l'homme sans
énergie. De là l'inappétence, les digestions imparfaites, des
sucs mal-élaborés, des humeurs crues, les stases, les obstructions et toute la diathèse humorale. La saignée en pareil cas ne
peut qu'énerver davantage l'élasticité de la fibre déja trop relâ-
chée, et ajouter à la cause morbifique un nouveau degré d'intensité. La bile, que les anciens ont dit être modérée par le sang, dé-
barassée de ce frein, s'exalte, dit GALLIEN, et brise ses barrières.
HOLLIER a remarqué que les pleurétiques n'étaient soulagés
par la saignée que dans les climats où règnent les vents du
nord, et cette évacuation, suivant lui, produit un effet contraire dans les pays exposés aux vents du midi, lesquels,
comme tout le monde sait, sont généralement humides et
chauds. ASCLEPIAS, au rapport de CŒLIUS AURELIANUS,
avait observé que la saignée était nuisible dans la pleurésie,
à Athènes et à Rome, situées l'une et l'autre dans un vallon
fort exposé aux vents du sud, et qu'au contraire, elle était
d'un grand secours à Paros et dans l'Hélespont, ouverts de
toute part aux vents du nord ; c'est sur-tout dans les hivers et
au commencement des printems secs que règnent les ma-

le pouls est d'ailleurs plein et dur, la respiration difficile, et le mouvement inspiratoire très-douloureux.

Si, pendant la grossesse, il survient une pleurésie, les saignées devront être moins abondantes et plus répétées. Au reste le diagnostic, en pareil cas, doit reposer sur la difficulté ou la liberté plus ou moins grande de la respiration, plus encore que sur l'état du pouls.

Dans les pleurésies très-aigües (1), on doit tirer

---

ladies purement inflammatoires, et que la saignée est essentiellement indiquée. « Nous nous sommes apperçus, (dit encore GALLIEN, comm. 4. aphor. 55) que la fièvre devenait » ardente, lorsque les veines désemplies attiraient à elles les » humeurs âcres et bilieuses ». Or, ces mêmes humeurs dominent en été, et bien plus encore dans un été humide et chaud. BAILLOU s'exprime presque dans les mêmes termes. BACLIVI qui me fournit une partie des faits rapportés ci-dessus, pense que les vents du midi occasionnent la fonte et l'épanchement des humeurs et qu'ils produisent des inflammations humorales, dans lesquelles la saignée ne pourrait qu'être préjudiciable. Voyez encore HUXAM : *du pouvoir qu'ont les vents et les saisons de produire les pleurésies et péripneumonies, etc.*, etc. (*Note du traducteur.*)

(1) Je dirais : Dans les pleurésies très-aigües *et essentiellement inflammatoires*, on doit tirer du sang jusqu'à ce que, etc. Car, une pleurésie bilioso-inflammatoire, très-aigüe ne pour-

du sang jusqu'à ce qu'on apperçoive les signes précurseurs de la défaillance. Ces signes sont : la langueur du pouls, la pâleur du visage et des yeux, les sueurs qui coulent par gouttes du front ; mais il faut prendre garde d'aller jusqu'à la défaillance même, car on s'exposerait, suivant la remarque d'ARÉTÉE, à changer la pleurésie en une péripneumonie mortelle.

On peut excepter cependant certaines épidémies dans lesquelles, au jugement de CLEGHORN (1), il est avantageux de saigner jusqu'à la syncope.

Si les malades sont couchés tandis qu'on les saigne, la lipothymie est moins à craindre que quand ils sont assis.

Quelquefois, comme nous l'avons dit, la douleur est tellement aigüe que les pleurétiques osent à peine inspirer. Il est expédient en ce cas de tenir, pendant la saignée, du vinaigre chaud sous les

---

rait que le devenir davantage, si on pratiquait en ce cas, d'abondantes saignées. L'art veut alors qu'on commence par nettoyer les premières voies, et on saignera ensuite, avec circonspection, si la pléthore sanguine se soutient et paraît prévaloir sur la disposition humorale. (*Note du trad.*)

(1) Observations on the diseases in minorca. pag. 269.

narines du malade, afin d'exciter forcément la toux et de faciliter le cours du sang.

Si la douleur se soutient ou reprend de nouvelles forces après la première saignée, il faut la réitérer.

Il n'est pas possible de déterminer d'une manière précise jusqu'à quel tems de la maladie on peut tirer du sang, mais le principe général est qu'on peut insister sur ce moyen, tant que la fièvre et la douleur persévèrent, et qu'il ne se manifeste aucun signe d'évacuation critique ni de suppuration.

La première saignée, pour être plus efficace, doit être faite au bras du côté affecté, la seconde au bras opposé, la troisième à l'un ou à l'autre pied.

La phlébotomie n'est cependant pas admissible dans toute espèce de douleur, car il en résulterait quelquefois des maladies chroniques, telles que l'hydropisie, etc., et même, en certains cas, elle pourrait être mortelle, en emportant trop subitement la fièvre, cet agent si nécessaire à la perfection de la crise, à la résolution des matières obstruantes et à leur expulsion.

C'est une erreur de croire qu'il faille saigner tant que le sang est couenneux, on ne doit pas se déterminer par cette seule considération.

Car, quelquefois le sang qu'on tire en premier lieu, se couvre de cette couenne; celui qu'on obtient à la seconde, troisième et quatrième saignée, en est exempt, et, à la cinquième, on la voit reparaître avec plus d'épaisseur que la première fois. HUXAM (1), dans une parafrénésie, tira cent onces de sang, lequel fut couenneux jusqu'à la fin.

VAN-SWIETEN regarde, avec grande raison, la cause de ce phénomène comme très-incertaine et très-obscure (2).

La pleurésie est généralement plus grave quand

____

(1) Tom. 1, pag. 304.

(2) SYDENHAM pense que la matière de cette couenne n'est peut-être autre chose que des fibres du sang, qui, ayant perdu leur enveloppe rouge et naturelle, en se déposant sur la partie enflammée, se sont jointes ensemble, et ont formé la surface blanche dont-il s'agit. Cette explication obscure et tirée, me paraît peut digne de son illustre auteur qui, au surplus, ne la donne que comme une conjecture hasardée, et avoue du reste, avec cette candeur si digne d'éloge qu'on lui connaît, son ignorance à cet égard. BORDEU énonce une opinion plus plausible sur cette matière, mais sa théorie laisse encore bien des doutes à résoudre, et bien des phénomènes à expliquer. Il prétend que l'humeur couenneuse, qui,

le sang tiré ne présente point à sa surface la couenne dont il s'agit (1).

---

dans plusieurs maladies aigües et même chroniques, abonde dans le sang, est une espèce de pléthore, de sur-abondance ou de cachexie, qu'il nomme muqueuse. Elle est, suivant lui, le produit du refoulement de la matière nourricière détachée par la maladie des endroits où elle allait se coller intimément au tissu cellulaire. Cette couenne est la base ou la partie principale de ce qu'il appelle la chair fondue ou coulante, qui lui paraît composer la masse du sang. Il regarde cette matière couenneuse sur-abondante comme la matière première des dépôts, celle du pus, celle des coctions, etc. (*Note du traducteur.*)

(1) Si le sang des pleurétiques n'est pas couvert de la couenne qui lui est ordinaire, c'est un signe fâcheux ; si elle se manifeste à la seconde saignée, on peut concevoir quelques espérances ; si non, il ne faut pas porter plus loin cette évacuation, car elle serait mortelle. C'est une observation que BAGLIVI dit lui avoir été transmise par le célèbre LANCISI son ami. Elle a été depuis sanctionnée par HUXAM, par WINTRINGHAM, par BORDEU, etc., et fortement combattue par TRILLER qui prononce et soutient au contraire avec cette assurance quelquefois présomptueuse qui caractérise ses écrits, que l'absence de la croûte pleurétique est d'un augure favorable. Mais, en médecine, l'expérience n'apprend souvent qu'à douter ; leçon importante dont le médecin sage sait faire son profit. Sans juger la question agitée par d'aussi grands maîtres, je me contenterai d'observer que dans le plus grand

Quelques médecins conseillent de frictionner la partie douloureuse pendant la saignée , précaution plus efficace dans la pleurésie fausse que dans la vraie.

A cet effet , lorsque la veine est ouverte , on fomentera le lieu de la douleur avec une flanelle imprégnée de la dissolution d'une demi-once de savon de Venise dans une demi-livre de lait et d'eau.

On appliquera aussi avec avantage sur le point de côté des cataplasmes composés de savon et de substances émollientes bouillies dans du lait.

Quelques-uns substituent à ces cataplasmes des vessies pleines de lait ou d'une décoction émolliente , mais elles ont l'inconvénient, comme l'a observé BALDINGER (1), de fatiguer par leur poids et d'augmenter la chaleur aride de la partie.

Il faut éviter aussi que les fomentations ou

nombre des cas, l'opinion de LANCISI m'a paru se vérifier , quoiqu'à la vérité j'aie vu quelquefois, celle de TRILLER prévaloir , et certaines pleurésies ou péripneumonies parcourir bénignement leurs différentes périodes , quoique le sang tiré n'eût été nullement couenneux. (*Note du traducteur.*)

(1) Bon den Krankheiten einer armee , pag. 167.

les cataplasmes soient trop chauds. SARCANE (1) a reconnu qu'ils augmentaient la douleur.

Pendant la nuit on fera des embrocations sur la partie douloureuse, avec l'onguent d'althéa modérément chaud, et on y appliquera ensuite l'emplâtre de ladanum ou de mélilot.

Après avoir fait les saignées nécessaires et continué quelque tems ces applications, si la douleur persévère, on mettra sur le côté douloureux un emplâtre vésicatoire mêlé avec partie égale de celui de mélilot; si le pouls s'élève par l'effet de ce dernier moyen, il sera nécessaire de revenir à la saignée.

On sollicitera le ventre, s'il est paresseux, à l'aide de lavemens émolliens.

Les remèdes internes indiqués sont ceux qui, sans augmenter le mouvement des humeurs, résolvent et aident la nature à opérer la crise.

La mixture de rob de sureau, d'oximel simple, d'eau de fleurs de sureau et de nitre avec addition d'un peu de vinaigre (n°. 8), est très-propre à remplir cette indication.

Les acides ne conviennent dans la pleurésie

---

(1) Geschichte der épidemischen Krankheit in Reapel. Erst. th. p. 189.

qu'autant qu'ils sont très-émoussés ou très-faibles de leur nature ; autrement ils provoquent la toux.

Le rob de sureau, pour être bon, doit être acidule, sapide, agréable et d'une couleur sanguine ; mais, dans le plus grand nombre des pharmacies, suivant la remarque de CRANTZ, on le trouve mal préparé, noir, brûlé et empyreumatique.

On peut donner alternativement avec la mixture ci-dessus, la décoction de chiendent, de guimauve édulcorée avec le miel (n°. 66), et pour boisson ordinaire l'eau d'orge aussi avec le miel.

C'est une pratique ridicule de donner les absorbans, pour émousser, comme le veut VAN-HELMONT, *les aiguillons de la douleur*, et je m'étonne que TRILLER, dans son traité ex-professo de de la pleurésie, prescrive les yeux d'écrevisses (1).

Ce n'est pas non plus ici le cas d'employer la mixture d'HOFFMANN, dont on fait un si grand abus dans les maladies inflammatoires et dont j'ai démontré les inconvéniens au chapitre *de la fièvre putride*, (tom. 1, pag. 77).

Dans les pleurésies et péripneumonies causées

______

(1) Pag. 409.

par une force externe, comme un coup, une chute, etc., l'usage de l'arnica est recommandable, soit intérieurement (n°. 67), soit extérieurement (n°. 68). Les médecins de Berlin (1) en vantent les effets , quand il s'agit de discuter et résoudre le sang extravasé et stagnant hors du cours de la circulation et de l'évacuer par les urines ou par les sueurs.

Ils ont soin d'observer que les malades sont plus souffrans après avoir pris ce médicament, ce qu'ils regardent comme un indice certain qu'il existe quelque part des stases contre lesquelles le remède fait effort pour les dissoudre et en opérer la résolution.

On doit commencer par une dose légère d'arnica , dans la crainte d'exciter le vomissement qu'on doit éviter dans cette maladie.

Peut-être l'arnica à feuilles lancéolées convient-elle mieux aux sujets robustes que celle à feuilles ovales, par la raison que les sucs de la première qui croît sur les rochers sont moins aqueux, plus acres et partant plus énergiques.

------

(1) Act. Berolin. decur. 1. vol. pag, 58. anno. 1722.

Le

Le célèbre Gmelin (1) a reconnu que cette plante recueillie en Sibérie produisait des effets par fois trop violens, comme il l'a par fois assez souvent éprouvé, lorsqu'il la donnait aux Allemands qui habitaient cette contrée.

Dans le principe de la pleurésie, il survient quelquefois des envies de vomir ; mais il faut se garder d'obéir à cette indication trompeuse et de donner un vomitif.

Lorsqu'après avoir tiré du sang en suffisante quantité, la douleur persiste avec la même véhémence, Huxam (2) conseille les narcotiques ; mais leur usage doit être banni du traitement des pleurésies violentes ; car il est arrivé quelquefois par l'effet de ces remèdes que, pendant le sommeil qui souvent en est la suite, la gangrène succédait à la douleur et le malade périssait subitement en s'éveillant.

Les meilleurs praticiens conviennent que les opiatiques portent à la tête, qu'ils irritent la chaleur fébrile, qu'ils rendent la respiration et plus difficile et plus accélérée, et enfin qu'ils empêchent

---

(1) Flora Sibirica. tom. 2. pag. 153. petropoli 1749.
(2) Tom. 2. pag. 228.

Tome II.   I

l'expectoration. VAN-SWIETEN condamne les narcotiques puissans et conseille seulement les parégoriques tels que l'infusion de fleurs de coquelicot;
encore ne veut-il pas qu'on la donne à très-fortes
doses; celle qu'il prescrit est de trois onces, toutes
les demi-heures.

On peut accorder quelques gros de graines de
pavots émusionnées avec des amandes; car ces
semences ne contiennent aucun principe narcotique, quoique plusieurs médecins leur attribuent
faussement cette vertu.

Quelquefois le pouls des malades, lorsqu'ils
arrivent dans les hôpitaux, est déja devenu petit, de
plein et dur qu'il était dans le principe de la
maladie.

Dans cet état de choses, la saignée serait nécessairement funeste. CELSE enseigne que la phlébotomie est le remède propre à une douleur forte
et récente, mais qu'elle n'est qu'un secours dangereux si déja le mal est invétéré.

Il faut appliquer à ces malades, lorsqu'il n'est
plus tems de les saigner, des vésicatoires sur la
partie douloureuse en premier lieu, et ensuite aux
extrémités. Il est utile d'ajouter un peu de camphre aux emplâtres pour les rendre plus stimulans, et en même tems pour obvier à la gangrène.

Dans le cas particulier dont il s'agit, l'usage du nitre doit être interdit, sur-tout lorsque le pouls est tremblotant, inégal, et qu'il y a des soubre-sauts ; mais on pourra prescrire la décoction de guimauve, de fleurs de sureau, avec une légère dose de camphre (n°. 18.)

Je ne donne le plus souvent que dix ou quinze grains de ce dernier médicament, dans l'espace de vingt-quatre heures, rarement j'en porte la dose jusqu'à vingt grains.

Cependant, malgré la discrétion avec laquelle je l'administrais, plusieurs médecins ont vu avec moi que, dans les nombreuses pleurésies qui eurent lieu en l'année 1774, le camphre augmentait la chaleur, la sécheresse, l'oppression, la rougeur du visage, le délire, etc., au point de faire crain-dre la frénésie.

Lorsque ces symptômes ont lieu, il faut re-noncer entièrement à l'employer ; car, les zélateurs eux-mêmes de ce remède, conviennent qu'il est con-traire toutes les fois que les humeurs sont épaisses, ténaces et disposées à l'inflammation, et lorsque les malades éprouvent alternativement de fréquen-tes anxiétés et des chaleurs réitérées et passagères.

J'ai dit plus haut que la pleurésie était quelque-fois jugée par les crachats.

Ceux qui calment la douleur doivent être regardés comme critiques.

Il ne faut pas prendre, pour des crachats critiques, l'excrétion abondante d'un mucus catarrheux qui, n'entraînant point avec lui la matière morbifique, n'apporte aucun allégement à la douleur.

Quelques médecins nient que, dans la pleurésie, la crise puisse s'opérer par l'expectoration, sous le vain prétexte qu'il n'y a, suivant eux, aucune communication entre cette voie et la plèvre; mais, comment expliqueront-ils la crise de l'inflammation des muscles intercostaux, laquelle se fait quelquefois par les crachats?

On sait, et l'observation nous apprend que les poumons, absorbant les humeurs qui les avoisinent, s'en imbibent, pour ainsi dire, et les expulsent par la toux. GALLIEN a expérimenté que du vin miellé injecté dans la cavité du thorax, était rejeté par le poumon.

SELLE (1) observe que, quand la plèvre a contracté des adhérences avec les poumons, la matière morbifique, après la coction, peut facilement pénétrer dans ces viscères.

____

(1) Pag. 118.

VAN-SWIETEN (1) a prouvé fort au long comment et par quelle voie la matière morbifique, dans la pleurésie , pouvait être évacuée par les crachats.

Lorsque l'expectoration est établie, le médecin doit la surveiller sans cesse et porter toute son attention sur la nature des matières expectorées.

Si les malades crachent le sang pur, la saignée leur devient nécessaire; mais, si leurs crachats sont seulement mêlés de stries sanguines, elle les jetterait dans le plus grand danger.

J'ai vu quelquefois arriver à l'hôpital des pleurétiques qui déja rendaient des crachats murs, mais en petite quantité, et auxquels néanmoins je croyais devoir faire tirer cinq ou six onces de sang pour abattre la fièvre et calmer la douleur qui se soutenait avec violence, et le succès répondait à mon attente.

Si l'expectoration est facile, il faut s'en tenir uniquement à d'abondantes boissons émollientes et légèrement fondantes , telles que la décoction de chiendent , de guimauve , de bouillon blanc, édulcorée avec le miel , ou l'eau d'orge avec l'oximel.

____

(1) Tom. 3. pag. 28.

C'est encore le cas de donner, par petites cuil-lerées, un look composé avec le sirop de guimauve et l'oximel.

Les huileux réussissent rarement, car ils ran-cissent bientôt dans un estomac débile, et alors ils ne peuvent qu'irriter ou rallumer la fièvre. ZIMMERMANN (1) en réprouve l'usage, comme souverainement nuisible, toutes les fois que les fonctions de l'estomac sont altérées.

Cependant, les substances huileuses pourraient quelquefois produire de bons effets chez les ma-lades dont la fibre est très-rigide et chez qui les premières voies sont nettes. Ainsi on peut, dans cette circonstance favorable, prescrire un look avec l'huile d'amandes douces ou le sperme de baleine (n°. 69.)

Le sperme de baleine ne doit point être donné sans examen, car très-souvent il est rance.

Si les crachats sont ténaces, on ajoutera avec succès une ou deux onces d'oximel scillitique aux décoctions indiquées ci-dessus.

Mais cette addition, si elle était faite dès le

____

(1) Zweyter. theil. pag. 259.

principe de la maladie, aurait l'inconvénient d'augmenter la toux et l'irritation de la poitrine.

Si les moyens précédens ne produisent pas tout l'effet desiré, on prescrira avec avantage, aux vieillards sur-tout, la décoction de deux parties de racines de guimauve et d'une partie d'hyssope, édulcorée avec l'oximel scillitique, le sirop de guimauve ou celui d'hyssope.

Lorsque les crachats se détachent avec difficulté, on obtiendra de bons effets du kermès minéral (oxide d'antimoine sulfuré rouge) qu'on donnera à la dose d'un ou deux grains, toutes les deux, trois ou quatre heures (1).

Si, à la suite de ce remède, survenait le vomissement ou la diarrhée, on remédierait à l'un et à l'autre au moyen des pilules de styrax ou de cynoglosse, comme il a été dit au chapitre *de la fièvre ardente*, pag. 51.

J'ai vu quelquefois des médecins sans expérience donner le kermès minéral dès le principe de la maladie, et sans attendre la coction de l'humeur morbifique. Mais il arrivait alors qu'il aug-

____

(1) Voyez la note, pag. 50, tom. 1.

mentait la chaleur, l'inflammation, la toux et l'oppression de la poitrine.

Chez les vieillards, lorsque la fièvre est calmée, et que les crachats sont ténaces et très-glutineux, la gomme ammoniaque dissoute dans un jaune d'œuf ou dans le vinaigre scillitique (n°. 70), m'a été quelquefois d'un plus grand secours que le kermès minéral (1).

---

(1) Dans ce dernier cas et dans tous les engorgemens non-inflammatoires du poumon, un moyen précieux et trop négligé est le polygala de Virginie. M. TENNENT, médecin écossais a le mérite d'en avoir découvert la propriété apophlégmatisante, et M. BOUVARD celui d'en avoir répandu l'usage en France. Parmi les différentes manières d'employer cette racine, celle indiquée par DESBOIS (cours élément. de mat. medic., tom. 2, pag. 6), convient parfaitement à la circonstance dont il s'agit ; j'en ai observé autrefois les bons effets à la charité, et depuis elle m'a souvent été de la plus grande utilité dans ma pratique. Quoique l'ouvrage cité soit entre les mains de tout le monde, la brièveté de la formule me permet de la rapporter ici.

Prenez   Décoction aqueuse de polygala. . 4 onces.
          Oximel scillitique. . . . . . I once.
          Gomme ammoniaque qu'on fera dissoudre dans
            l'oximel. . . . . I gros.
On en donne une cuillerée de deux heures en deux heures et même plus souvent. (*note du traducteur.*)

Cependant l'usage des décoctions expectorantes prescrites en premier lieu, doit être continué, et si on reconnaît que les crachats aient un caractère critique, quand bien même les déjections alvines seraient nulles pendant un jour ou deux, il faut suspendre tout moyen propre à les solliciter, à moins que le ventre ne commençât à être tendu et tuméfié.

Si, dans la pleurésie, les crachats viennent à se supprimer, les malades éprouvent une anxiété cruelle et sont en danger d'être suffoqués; c'est pourquoi il est instant de réunir tous les efforts de l'art pour rappeler l'expectoration.

Les moyens à employer dans cet accident doivent être suggérés par les différentes causes qui l'ont fait naître et par la diversité des symptômes qui l'accompagnent.

Si la suppression des crachats est occasionnée par le contact de l'air froid et son intromission dans la poitrine, ou par l'abus des liqueurs spiritueuses, si la fièvre s'exaspère de nouveau et si le pouls est dur et plein, il faut revenir à la saignée, appliquer ensuite des vésicatoires aux jambes, et faire boire abondamment aux malades une décoction émolliente à laquelle, dans le premier cas, on ajoutera la fleur de sureau.

Mais, si le pouls est faible et inégal, on évitera

de tirer du sang, et on s'en tiendra aux vésica-toires, aux boissons émollientes, auxquels on joindra l'usage du camphre, et même celui du kermès minéral (oxide d'antimoine sulfuré rouge), si les crachats commencent à reparaître, s'ils sont épais et gluans, et si on remarque dans la cavité de la poitrine un léger bruissement qu'il ne faut pas confondre avec le râle avant-coureur de la mort.

Si l'expectoration a été interrompue par quelques violentes émotions de l'ame, et si la chaleur n'est point augmentée, ni le pouls plus plein et plus fort, on ajoutera aux boissons ordinaires tièdes, les parégoriques dont le malade prendra une dose de tems en tems.

Lorsque la diarrhée nuit à l'expectoration, on doit se hâter de la combattre.

A moins qu'il ne soit causé par la saleté des pre-mières voies, le dévoiement, dans le principe d'une pleurésie, est un symptôme dangereux, car la matière morbifique encore crue n'est point dis-posée à l'évacuation.

Mais, s'il survient à tems opportun, il juge quelquefois la maladie.

Les déjections alvines, si elles sont critiques, ont quelque ressemblance avec la matière de l'expectoration, et on doit bien se garder en ce cas de les réprimer.

Mais, lorsqu'au contraire la diarrhée produit l'abattement des forces et la faiblesse du pouls, on doit travailler sans relâche à y remédier. Les remèdes à lui opposer sont, le bol d'Arménie, la gomme arabique, la décoction d'orchis, voyez le chapitre de la *fièvre ardente*, pag. 53.

Si on y est contraint par l'insuffisance des autres moyens, on recourera à l'opium dont l'usage sera dirigé avec prudence et circonspection (1).

---

(1) Un remède puissant contre la diarrhée dont il est question, remède à peine connu en France et dont les anglais font usage déja depuis long-tems avec le plus grand succès, est la gomme kino, généralement appelée *gum. rubrum*, *astringens*, *gambiens*. FOTHERGILL pensait qu'elle était le meilleur et le vrai sang-dragon ; OLDFIELDS et PERCIVAL la regardaient comme la véritable gomme du Sénégal. Mais les uns et les autres étaient dans l'erreur et y avaient été induits par quelques ressemblances apparentes. La gomme kino diffère du sang-dragon par sa grande facilité à se dissoudre dans l'eau presqu'en totalité, car on peut la regarder comme le plus gommeux de tous les astringens ; elle est différente de la gomme du Sénégal, en ce qu'elle est très - friable ; elle s'écrase dès qu'on la mâche et forme dans la bouche une espèce de pâte, qui, en peu de tems, parait s'y

Les évacuations alvines dans la pleurésie ne doivent être , comme l'observe HUXAM , (1) ni trop rares ni trop fréquentes. Car , dans le

---

dissoudre entièrement. Elle coule par incision du tronc de certains arbres qui croissent dans l'intérieur de l'Afrique , et que les naturels du pays nomment *pau de sangue* , bois de sang (*). Cette gomme en la goûtant fait éprouver à la langue des qualités fortement astringentes , et elle n'a qu'une odeur à peine perceptible.

On l'employe simplement dissoute dans l'eau , et mêlée à quelqu'excipient approprié , l'eau de canelle , etc. On en donne trois ou quatre doses par jour, d'abord de trois grains chaque. On fait aussi des pastilles de kino. Le docteur SWEDIAUR en a composé une teinture , qui gardera le nom de son auteur , et dont l'effet est précieux dans toutes les maladies résultantes de relâchement. Ce remède et ses différentes préparations sont de la plus grande efficacité dans les cas les plus extraordinaires de diarrhées ou de pertes utérines par faiblesse. Le docteur HENRI , rapporte avoir guéri , à l'aide de cette gomme , une femme âgée de cinquante ans, consumée par une perte et une diarrhée rebelles à tous les moyens qu'avaient pu tenter HUNTER , PRINGLE et FOTHERGILL , lesquels avaient fini par abandonner la malade. Je dois à la vé-

(1) Tom. 2. pag. 225.

(*) PAU est une corruption du mot portugais PALO , qui signifie bois.

premier cas, elles augmentent la fièvre, elles diminuent les forces dans le second.

J'ai dit précédemment que les urines copieuses, épaisses, strangurieuses, légèrement rouges et déposant un sédiment blanc, étaient salutaires ou tout au moins de bon augure.

J'ai cependant vu quelquefois des urines trop abondantes et qui excédaient beaucoup la quantité boissons. Ces urines étaient pâles, limpides, et leur excrétion immodérée affaiblissait sensiblement les malades. Je prescrivais alors la décoction de bouillon blanc, de fleurs de sureau et de coquelicots édulcorée avec le diacode, et lorsque le mal était plus urgent, je faisais appliquer des vésicatoires aux bras et aux jambes.

Si les crachats étaient épais et ténaces, je subs-

---

rité, d'ajouter que HENRI avait associé dans ce cas l'alun à la gomme kino, et en avait fait une composition à l'instar de celle appelée *pulvis stypic.* de la pharmacopée d'Edimbourg, ce qui forme le plus puissant astringent dont on ait jamais fait usage.

On ne trouve, à Paris, la gomme kino, que chez PELLE-TIER, rue Jacob. Elle y est d'une qualité parfaite, comme tout ce qui compose cette excellente pharmacie. (*Note du traducteur.*)

tituais l'infusion d'hyssope avec le sirop de cette même plante à l'oximel scillitique qui, par sa propriété diurétique, ne pouvait qu'accroître le symptôme que j'avais à combattre.

Quand la faiblesse était très-grande, j'administrais avec succès la décoction de quinquina avec le bouillon blanc ou l'hyssope, suivant la qualité des crachats.

Si tous ces moyens étaient inefficaces, j'avais recours à l'opium dont je donnais une dose de tems en tems.

Si les malades étaient couchés sur un lit de plume, j'y faisais substituer un matelas, et pendant cette mutation on les garantissait soigneusement du contact de l'air froid.

Si, dans le cours de la pleurésie, il survient une tumeur aux oreilles ou aux extrémités inférieures, on se comportera conformément à ce qui a été dit en parlant des parotides, etc., chapitre de la *fièvre ardente*, pag. 48.

Il y eut en 1773 un grand nombre de pleurésies accompagnées de parotides. Ces tumeurs, loin de céder aux émolliens unis aux stimulans et aux irritans, faisaient sans cesse de nouveaux progrès ; les amygdales ne tardaient point à se tuméfier à leur tour, et, en comprimant les parties voisines par leurs accroissemens successifs, elles causaient la difficulté de respirer, le râle, le coma, précurseurs d'une mort prochaine.

J'appliquais avec succès sur ces parotides un mélange composé de quatres parties de sel ammoniac (muriate ammoniacal) et d'un cinquième de cantharides incorporés dans une substance appropriée, et qu'on recouvrait de cataplasmes émolliens. A l'aide de cette méthode, la tumeur diminuait progressivement, rarement elle suppurait, et le plus souvent elle se terminait par la voie de la résolution ; la crise s'opérait ensuite par les crachats et par les sueurs que je provoquais par de très-légères doses de camphre et de kermès minéral (oxide d'antimoine sulfuré rouge), par la décoction de guimauve et d'hyssope édulcorée avec l'oximel simple ou l'oximel scillitique.

Quand la douleur gagne l'omoplate ou les épaules, il faut frictionner ces parties et les couvrir d'un emplâtre de ladanum, par exemple, ou autre de ce genre.

Quelquefois les pleurétiques quoiqu'ils rendent des crachats ou qu'ils aient une diarrhée vraîment critiques, ne laissent pas, sur-tout lorsqu'on leur a tiré baucoup de sang, de s'affaiblir chaque jour davantage. Le pouls est petit et fréquent et la

fièvre a des exacerbations périodiques. On con-
cluera avec vraisemblance de ces symptômes que
les forces de la nature ne suffisent point à la
sécrétion et à l'excrétion des matières impures ;
c'est pourquoi il conviendra d'ajouter aux émolliens et expectorans deux ou trois gros d'extrait
de quinquina, toutes les vingt-quatre heures. Je
n'ai jamais vu qu'il supprimât les crachats, ni
qu'il en résultât aucun autre inconvénient.

En vain objectera-t-on que l'écorce du Pérou
est nuisible dans les maladies inflammatoires. Car
chaque jour nous éprouvons les effets souverains
de ce remède dans la fièvre ardente qui est une
inflammation presque générale, pourvu toutefois
qu'on ne l'emploie qu'après avoir tempéré, d'une
manière notable, la diathèse inflammatoire par
la saignée, les délayans et les atténuans.

Dès que les forces commencent à renaître et le
pouls à se fortifier, il faut abandonner l'usage du
quinquina.

Nous avons dit plus haut que la pleurésie se
terminait quelquefois par la suppuration. Nous
parlerons plus amplement de ce genre de terminaison au chapitre de la *péripneumonie.*

Lorsque la suppuration est établie, il arrive
parfois que la surabondance du pus qui s'amasse

dans

dans la partie abcédée, en distendant les membranes, détermine une douleur extrêmement aigue. Ici la saignée serait nuisible, et le praticien doit porter toutes ses vues sur les moyens propres à accélérer la rupture de la vomique. Nous reviendrons aussi sur cette matière au chapitre de la *péripneumonie.*

Quelquefois, mais bien rarement, le pus est résorbé et chassé du corps par les crachats, par les selles ou par les urines.

C'est ainsi qu'ARÉTÉE rapporte avoir vu des abcès, formés à la suite d'une pleurésie, s'évacuer par l'anus et le malade très-souvent survivre à cette crise merveilleuse.

Les décoctions émollientes avec le miel, et par suite un mélange de lait et d'eau, sont les boissons qui conviennent dans cette circonstance de la maladie.

Si la fièvre est forte et le malade très-abattu, il convient de couper le lait avec la décoction de quinquina, d'aigremoine, de verge d'or.

Quelquefois l'abcès se présente au dehors, et alors on doit l'ouvrir par les moyens ordinaires. C'est pourquoi, selon l'avis de VAN-SWIETEN, il serait expédient, dès le début de la maladie, de marquer extérieurement, par un petit emplâtre, la partie où la douleur se fait sentir le plus vivement, afin que, s'il vient à se former un abcès, on puisse déterminer avec précision le lieu où il doit être ouvert, soit par l'instrument tranchant, soit par le caustique ; car ces dépots ne sont pas toujours proéminens.

L'incision et la cautérisation ont été tentées avec succès dans ce cas, quoiqu'il ne parût au dehors ni saillie, ni rougeur. Au reste il ne peut résulter de cette tentative aucune suite fâcheuse, et elle peut avoir des effets très-avantageux.

Il arrive, mais rarement, que la matière purulente se porte de la poitrine à d'autres parties du corps, comme aux oreilles, aux cuisses ou aux jambes.

En pareil cas, dès qu'une partie du corps est douloureuse et tuméfiée, il faut se hâter, après quelques applications émollientes et maturatives, de procéder à l'ouverture du dépôt ; car, la matière qu'il contient n'est point une humeur inflammatoire et crue dont il soit nécessaire d'opérer et d'attendre la maturité ; lorsque la métastase a eu lieu, le pus était formé, et cette tumeur subite est déja un véritable abcès, quoique la peau n'ait encore pû subir aucune altération.

Quand l'abcès est ouvert, il faut entretenir la suppuration et compléter par cette voie l'évacuation de la matière morbifique, à l'aide de topiques légèrement irritans.

Si, dans une violente pleurésie, il ne se manifeste aucun signe d'évacuation critique ou de suppuration, et si cependant la douleur diminue, si les joues deviennent rouges, le pouls faible et les crachats ichoreux, la gangrène est formée.

On vante, en ce cas, les effets de la cautérisation de la partie précédemment douloureuse, afin d'exsusciter la chaleur et l'énergie vitales languissantes et assoupies, et afin d'ouvrir, par la chûte de l'escarre, une large issue à l'ichor gangréneux.

D'autres conseillent d'appliquer sur le côté affecté de larges ventouses très-enflammées, de scarifier la tumeur, et d'irriter les incisions avec le sel, ce qu'on réitérerait le jour suivant.

On peut essayer intérieurement la mixture (n°. 72) composée de camphre, d'extrait de quinquina, d'eau de mélisse, d'infusion de fleurs de camomille et de bouillon blanc ; mais le mal est à peine curable.

Quelquefois, par suite de la pleurésie, la plèvre devient squirreuse où elle adhère au poumon. Nous parlerons de cette terminaison au chapitre suivant.

K 2

Après la guérison, il reste parfois des douleurs de côté très-opiniâtres, lesquelles seront combattues avec plus d'avantage par les épispastiques, les anodyns, les emplâtres de ladanum, de cumin, que par la saignée.

CHAPITRE XVIII.

DE LA PÉRIPNEUMONIE.

ELLE se divise en péripneumonie inflammatoire et en fausse péripneumonie. La péripneumonie inflammatoire est sporadique ou épidémique, idiopathique ou sympathique.

La péripneumonie inflammatoire s'annonce par le frisson ; le pouls dans le principe est assez plein et fort, mais il devient par suite mou, petit et inégal ; la respiration est chaude et laborieuse ; souvent le malade ne peut se coucher que sur le dos ; ses joues sont rouges ; il est fatigué par la toux et par une douleur gravative de la poitrine, auxquelles se joignent une soif violente, des urines rouges et en petite quantité, une chaleur excessive et générale, etc.

Le mal a son siège ou dans les artères bron-chiales ou dans l'artère pulmonaire.

Au reste, cette différence mérite à peine d'être observée, car, dans l'un et l'autre cas, le traite-ment est absolument le même, et d'ailleurs, quand une fois l'une de ces artères est enflammée, l'autre inévitablement ne tarde pas à le devenir, à raison des anastomoses innombrables de ces vaisseaux.

Les bossus et ceux dont la poitrine est d'une structure étroite sont plus sujets à la péripneumonie.

Les causes de cette maladie sont toutes celles propres à faire naître une inflammation, et à la déterminer vers les poumons.. Tels sont : les exercices violens de ces viscères, le chant, les cris, les courses à cheval dans une direction opposée au vent, et sur-tout l'air froid respiré au moment d'une grande chaleur ; car aucune partie de notre corps n'est susceptible d'être affectée aussi fréquemment et d'une manière aussi grave, par les vicissitudes de l'atmosphère que les poumons, puisque nous ne pouvons exister sans inspirer continuellement l'air qui nous environne, quelqu'insalubre qu'il soit. Aussi les péripneumonies sont-elles bien plus communes en hiver que dans les autres saisons.

Les coliques venteuses et spasmodiques, quand elles sont de longue durée, peuvent, en gênant incessamment l'action du diaphragme, faire naître une péripneumonie ou une pleurésie.

Le mouvement perpétuel des poumons, la délicatesse des petits vaisseaux qui entrent dans leur structure , et la facilité avec laquelle ceux-ci peuvent être détruits , rendent difficile la curation de la péripneumonie ; l'impossibilité d'appliquer immédiatement à la partie malade les remèdes convenables (1) et celle presque absolue d'opérer une salutaire révulsion , ajoutent encore à la difficulté du traitement.

Le danger plus ou moins grand de la maladie se compose des diverses circonstances qui l'accompagnent , telles que l'idiocrase du sujet , son âge , les symptômes concomitans , la constitution épidémique actuelle , etc.

Le savant BRAMBILLA (2) rapporte l'histoire d'une péripneumonie épidémique qui régna en 1751 , et qui attaquait rarement les personnes faibles , valétudinaires ou avancées en âge , et , si celles-ci venaient à en être atteintes , elles échappaient facilement au danger de la maladie ; tandis que , parmi les

---

(1) Les vapeurs médicamenteuses et l'air approprié , quant à ses qualités et à sa température , sont de véritables et d'excellens topiques dans les maladies des poumons. (*Note du traducteur.*)

(2) Pag. 409.

jeunes gens, le plus grand nombre périssait. Plusieurs d'entre eux succombaient en peu d'heures, malgré les saignées répétées, les émolliens, etc. Le cœur et les troncs artériels, dans les cadavres, étaient gorgés d'un sang épais et comme lardacé. On préservait la jeunesse, les personnes pléthoriques, les soldats pleins de vigueur et de santé, de l'influence de cette constitution meurtrière, en leur faisant une ou deux saignées prophylactiques.

La péripneumonie la plus redoutable est celle dans laquelle l'un et l'autre lobe du poumon sont enflammés.

Un sentiment de pésanteur et de tension à la partie affectée, et la rougeur des joues du même côté, indiquent quel est celui qui est atteint, et dénote également s'ils le sont tous les deux.

Lorsque le sujet est jeune, mais d'une contexture molle et lâche, la maladie offre moins de résistance et le traitement moins de difficultés.

HIPPOCRATE enseigne que les hommes robustes et livrés habituellement à des travaux pénibles, sont plus sujets aux inflammations de poitrine, et que chez eux elles ont plus de gravité.

Elles comportent aussi plus de danger, lorsqu'elles surviennent pendant la grossesse, et l'on doit presque les regarder comme mortelles, lorsqu'elles se joignent à la phthisie.

Quand, par metastase, la péripneumonie succède à l'angine, à une violente pleurésie ou à la parafrénésie, à peine reste-t-il quelques moyens de de salut.

La péripneumonie qui se joint à une hydropisie de poitrine est mortelle, aussi bien que l'hydropisie de poitrine qui survient à la suite d'une péripneumonie. J'ai souvent vu dans ma pratique cette observation de ZIMMERMANN (1) se verifier.

S'il est d'une couleur riche et vermeille, le sang qu'on tire au commencement de la maladie, est de mauvais augure suivant le témoignage d'HUXAM (2). D'après ce célèbre observateur la couenne inflammatoire n'a rien de sinistre ; si cependant, ajoute-t-il, elle est très-ténace, de couleur de boue, ou légèrement plombée, elle annonce du danger : car, on doit en conclure que les humeurs sont très-visqueuses et que l'atté-

____

(1) Erster Theil. pag. 363.

(2) Cette couleur du sang annonce une grande acrimonie et une forte disposition à la putréfaction. Voy. l'auteur cité. (*Note du trad.*)

nuation et la résolution de la matière morbifique s'opéreront avec une grande difficulté. En effet, on n'a presque rien à attendre en ce cas de l'action trop faible des délayans.

Le sang, qui se résout presque entièrement en sérosité et ne forme qu'un petit caillot très-compacte et comme charnu, est encore d'un fâcheux présage.

Le corysa se joint quelquefois à la péripneumonie et c'est une dangereuse complication; car la toux et les sternutations fréquentes, en agitant fortement le poumon enflammé, augmentent le mouvement des humeurs dans l'organe affecté et aggravent la maladie.

Le danger est imminent quand les malades sont forcés, pour respirer, de garder une position verticale, laquelle en effet facilite le jeu des poumons, car alors le diaphragme, entraîné vers le bas par le poids des intestins, laisse au thorax une plus grande capacité. HIPPOCRATE nous enseigne que, dans la force de toutes les maladies aigües et sur-tout dans la péripneumonie, si les malades veulent être assis, c'est un signe très-alarmant.

Le pouls faible, inégal et intermittent, le relâchement subit de la douleur, sans évacuation préalable, le sang écumeux, les yeux obscurcis, le froid, la stupeur du malade et le hoquet sont autant de symptômes d'un extrême danger.

Dans la pleurésie et la péripneumonie, suivant HIPPOCRATE, les urines crues et aqueuses et celles que les malades rendent aussitôt après avoir bu, sont mauvaises.

C'est encore un signe fâcheux lorsque la toux est sèche, la poitrine brûlante, et qu'on y entend un bruit fatiguant, une espèce de crépitation que produisent, à raison de leur aridité, les vésicules pulmonaires dans l'extension et le gonflement qu'elles éprouvent à chaque inspiration. Le bruissement de l'air retenu dans les poumons obstrués de toute part par d'abondantes mucosités qui les engouent, est encore un symptôme dangereux.

Il ne faut pas confondre le bruit dont il vient d'être parlé avec un autre fort léger, occasionné par un gluten épais, qui quelquefois s'attache à la trachée-artère et l'obstrue momentanément, lequel bruit cesse aussitôt après l'expectoration des matières ténaces qui mettaient obstacle au libre passage de l'air.

On reconnaîtra que le bruissement de la poitrine appartient uniquement à cette dernière cause, suivant la remarque de PROSPER ALPIN (1), lorsque les autres signes de la maladie sont favorables et qu'il ne s'en manifeste d'ailleurs aucun qui puisse alarmer. C'est ce qu'HIPPOCRATE observa dans Pisistrate! On entendait, dit ce père de la médecine, un bruit stertoreux dans l'arrière-gorge, mais du reste le malade n'était point accablé, et il jouissait de toute sa présence d'esprit; la chaleur se modéra, l'expectoration s'établit, le râle cessa, et le malade fut guéri.

La péripneumonie se termine par la santé, par la suppuration, par un squirre ou par la gangrène.

On ne doit espérer une résolution bénigne que dans le cas où l'inflammation serait tout-à-la-fois légère et récente.

La crise de la péripneumonie a lieu par les crachats, lorsque la matière inflammatoire transsude et est comme exprimée dans les cellules aériennes des poumons, et c'est la terminaison la plus fréquente de cette maladie.

Les meilleurs crachats sont ceux qui étant, dans le principe, jaunes, mucilagineux, mêlés de stries

____

(1) De præsagiendâ vitâ et morte ægrotantium. pag 567.

sanguines, deviennent ensuite blancs, et dont l'excrétion amende le pouls et la respiration.

Pour être de bonne qualité, il est nécessaire aussi qu'ils se détachent facilement. Car les efforts d'une toux violente ne pourraient qu'irriter davantage le poumon et accroître l'inflammation.

L'abondance des crachats doit être proportionnée à celle de la matière morbifique. C'est pourquoi HIPPOCRATE augurait mal du succès, dans ces péripneumonies sèches où les crachats étaient rares et cruds.

Les crachats blancs, visqueux et ronds n'apportent nul allégement, par la raison qu'ils n'entraînent avec eux aucune portion de l'humenr morbifique. Ils ne sont autre chose que le mucus destiné à lubrifier les bronches, épaissi et conglobé dans les cellules du poumon.

Les crachats sanglans, très-écumeux, noirs, érugineux, semblables à la lie d'huile ou à des débris charnus, sont mauvais. On a observé cependant que la maladie avait été jugée quelquefois par des crachats livides et semblables à de la chair.

Ceux qui sont clairs et safranés sont aussi d'une mauvaise qualité ; car, ou ils sont une preuve de la dissolution putride du sang, ou ils indiquent que sa partie séreuse seule est évacuée.

J'ai dit que le plus souvent l'inflammation des poumons était jugée par les crachats ; quelquefois cependant il arrive que la matière de la maladie rentrant dans le torrent de la circulation est expulsée par les selles ou par les urines.

Les urines critiques et celles qui concourent avec la crise et l'accompagnent, sont épaisses, abondantes, hypostatiques ; leur sédiment, d'abord rouge, devient insensiblement blanc, et elles améliorent l'état du malade.

Des urines de cette nature sont funestes, si leur excrétion a lieu dès l'invasion de la péripneumonie et au moment de la plus grande crudité des humeurs ; après le septième jour, elles sont salutaires à la vérité, mais elles annoncent que la maladie sera de longue durée.

On regarde comme bienfaisantes les déjections alvines, qu'on appelle bilieuses à raison de leur couleur jaune (1).

D'après le principe général, on doit juger que

____

(1) Dans toutes les maladies aigües, lorsque le sujet rend une sorte de purée jaune et bien liée, on peut avec certitude pronostiquer sa prochaine convalescence. BORDEU, en parlant

la diarrhée est critique, si elle modère la maladie, mais on ne doit point s'attacher uniquement à la couleur des matières, laquelle est souvent altérée ou difficile à distinguer, à raison des différentes substances qui s'y trouvent mêlées.

VAN-SWIETEN assure n'avoir jamais vu la péripneumonie jugée par l'hémorragie du nez; j'ai cependant recueilli dans ma pratique quelques observations contraires.

Il survient parfois, dans le cours des fluxions de poitrine, et sur-tout dans les tems humides, des éruptions miliaires; mais, quoiqu'elles tempèrent la maladie, rarement elles la terminent.

Il se forme aussi des abcès aux oreilles, aux cuisses, aux jambes, au foie, à la rate, etc., comme on le verra dans la suite de ce chapitre.

On doit ouvrir le traitement de la péripneumonie, ainsi que celui de toutes les inflammations graves, par la saignée qu'on répétera jusqu'à ce que la respiration soit plus libre (1).

---

de cette sorte de déjections, dit qu'elle est le signe de la victoire de la nature et comme l'aurore de la santé. (*Note du traducteur.*)

(1) Ce n'est pas toujours par la saignée qu'on doit débuter dans le traitement de la péripneumonie. Cette maladie, peut

Il faut éviter cependant de saigner les péri-pneumoniques jusqu'à la défaillance, dans la crainte qu'ils ne meurent suffoqués pendant la durée de cet accident. Car, à la suite d'une syncope occasionnée par quelque cause que ce puisse être, ceux qui viennent de l'éprouver poussent des soupirs, ils sont dans un état d'anxiété et se plaignent d'un sentiment d'oppression à la poitrine.

J'ai vu, ainsi que MORGAGNI, la péripneumonie dégénérer en hydropisie de poitrine à la suite de saignées trop abondantes.

Les personnes replètes doivent être saignées

---

tenir autant et plus que la pleurésie, à l'amas et à la turgescence des humeurs aussi bien qu'à la phlogose du sang; ce qui arrive communément dans certaines constitutions, et ce qu'on observe aussi par fois dans les anomalies. Alors la saignée ne doit être qu'un moyen secondaire et éventuel; car, en ce cas, les laxatifs, comme je l'ai nombre de fois éprouvé, ou même un purgatif positif, donné dès le principe de la fluction, l'emportent souvent d'emblée, et sans qu'il soit besoin de tirer une palette de sang. Le petit-lait tamariné, auquel on ajoute quelques cuillerées d'une légère dissolution de tartrite de potasse antimonié (tartre stibié), et d'autre fois l'eau de bourrache édulcorée avec la manne, etc., produisent alors de merveilleux effets. Voy. note 1, t.2, pag. 120. (*Note du traduct.*)

avec

avec plus de ménagement que les sujets maigres et musculeux.

Il serait absurde, suivant l'expression d'Huxam, de tirer autant de sang à un nain qu'à un géant.

Si un phthisique est attaqué d'une fluxion de poitrine, et si on est obligé de le saigner, il est prudent, quand on a fermé la veine, de faire un bandage serré, suivant l'avertissement de Morton, lequel dit avoir vu un phthisique, qui, après avoir perdu goutte à goutte et sans qu'on s'en apperçût, à peine une demi-livre de sang à la suite d'une saignée, périt quoiqu'on pût faire pour le sauver.

Il n'est pas possible d'établir d'une manière précise, jusqu'à quel jour de la maladie la saignée peut-être permise (1). Huxam et Tissot ont fait tirer du sang jusqu'au neuvième et dixième jour, quand la fièvre persistait avec force, quand la respiration continuait à être laborieuse, et lorsque les crachats étaient ou nuls ou très-sanglans.

---

(1) Hippocrate saigna Anaxion le huitième jour d'une pleuro-péripneumonie, parce que la douleur pungitive se soutenait et qu'il ne crachait point. *Lib.* 3. *epid.* ou *coac. praenot. sect.* 5. On a été bien plus loin depuis comme on le verra dans le texte. (*Note du traducteur.*)

Tome II. L

GALLIEN (1) pose en principe général, que l'on doit recourir à la saignée, quelque jour que ce soit de la maladie, et fût-ce le vingtième, si elle est positivement indiquée.

Souvent, à la première saignée, le malade se trouve soulagé, mais bientôt le mal reprend de nouvelles forces; alors il faut de nouveau tirer du sang lequel est pour l'ordinaire ténace et couenneux.

Cette couenne seule n'est pas une raison suffisante pour répéter la saignée, comme nous l'avons dit au chapitre de la *pleurésie*.

Lorsque la maladie a été négligée ou mal traitée dans son principe, et que déja le pouls est petit et fréquent, le corps perpétuellement agité, les yeux obscurcis, l'anxiété extrême, et lorsque les malades ne peuvent respirer qu'assis, la saignée ne pourrait que hâter la catastrophe.

Après avoir tiré le sang nécessaire, il est avantageux de tenir devant la bouche du malade une éponge imbibée de lait ou d'eau tiède, ou de placer sur le lit un vase plein d'eau bouillante.

Quelques médecins veulent qu'on couvre d'un

____

(1) Method. médic., lib. 9., cap. 5.

même linge le vase et la tête du malade, afin qu'il inspire en plus grande abondance la vapeur aqueuse.

Mais VAN-SWIETEN (1) pense que, dans le cas où les deux poumons sont enflammés, il n'y a presque rien à espérer des bains de vapeurs, car alors les malades sont dans une angoise telle qu'ils ne peuvent pas même supporter devant leur bouche ou sous leurs narines des linges imbibés d'eau chaude.

D'ailleurs, il résulterait de l'usage d'un pareil moyen des sueurs très-abondantes (2) toujours nuisibles quand elles sont forcées, car elles entraînent la portion la plus subtile des humeurs dont il ne reste que la partie la plus grossière, devenue ainsi presque irrésoluble.

---

(1) Tom. 2, pag. 727.

(2) Il est difficile d'admettre que ces vapeurs aqueuses dirigées sur une seule partie puissent déterminer des sueurs abondantes, à moins que les malades n'y fussent continuellement exposés, ce qui ne serait ni rationel, ni même praticable. Mais, à l'exemple du vulgaire, on ne confondra point avec la sueur, la vapeur condensée qui s'attache à la figure de ceux qui prennent des bains chauds de quelque nature qu'ils soient. (*Note du traducteur.*)

Si le ventre n'est pas libre, on le relâchera à l'aide de lavemens composés de décoction d'orge, de nitre et de miel, soit en vue d'opérer une salutaire révulsion, soit afin de débarrasser les intestins des matières et des vents qui y sont amassés et de favoriser ainsi l'abaissement du diaphragme. HIPPOCRATE recommande d'entretenir la liberté du ventre pendant les premiers jours de la maladie, afin de tempérer la fièvre ; mais il veut qu'après le cinquième jour on abandonne tous les moyens laxatifs qui, en déterminant des déjections trop copieuses, nuiraient à l'expectoration et aggraveraient la maladie.

Après avoir saigné suffisamment, si l'oppression est la même, ou à-peu-près la même que précédemment, on appliquera sur le côté malade un emplâtre vésicatoire mitigé par trois ou quatre parties de l'onguent de mélilot.

Cet épispastique sera à peine douloureux, il augmentera bien peu la chaleur actuelle, et cependant il ne sera ni moins vésicant ni moins révulsif qu'un emplâtre ordinaire et sans mélange; car, à l'aide de cette addition, on pourra sans inconvénient l'appliquer sur une plus grande surface, et, dans les cas urgens, j'en couvre presque toute la poitrine avec le plus heureux succès.

Mais, si le pouls est déja vîte et inégal, si les yeux sont obscurcis, ou s'il survient des convulsions, il faut alors appliquer à la poitrine, aux jambes, aux bras ou à la nuque, le vésicatoire le plus acre et le plus mordant.

WHYT a peu de confiance aux vésicatoires dans la péripneumonie. Cependant il les conseille dans le cas où le pouls est faible et fréquent, où le sujet ne peut supporter d'autres évacuations, et lorsque la maladie est déja avancée.

Il existe sans doute des rapports intimes entre les poumons et le systême cutané ; car, dès que la galle, la pétite vérole, la rougeole et les autres éruptions exanthémateuses sont répercutées, la poitrine est promptement affectée.

PRINGLE, dans le cas d'une grande faiblesse accompagnée de délire, accorde plus de confiance au sinapisme appliqué à la plante des pieds, qu'au vésicatoire.

Le sinapisme est indiqué, lorsque le pouls est prompt mais égal et assez plein, que la figure est enluminée et qu'il y a beaucoup de chaleur. Alors les cantharides augmenteraient la fièvre et le délire, et aggraveraient tous les symptômes de la maladie.

Les médicamens internes que nous avons dit

être propres à la pleurésie, sont également applicables à la péripneumonie. Tels sont : la mixture composée de rob de sureau, d'oximel simple, de nitre, de sel polychreste (tartrite de soude) (n°. 8), et la décoction (n°. 66) de racine de guimauve, de chiendent, etc.

Dans l'inflammation de poitrine, les boissons doivent être prises plus souvent et en plus petite quantité. Car on doit éviter que l'estomac, distendu par la surabondance de liquide, s'oppose à l'abaissement du diaphragme et apporte une gêne plus grande à la respiration. Il serait également à craindre que des boissons trop copieuses augmentassent le volume des humeurs, et accrussent ainsi l'engorgement et la charge des poumons.

Les boissons convenables sont les émulsions, l'eau d'orge avec l'oximel.

Les boissons doivent être prises chaudes, car la chaleur ajoute à la propriété délayante de l'eau qui, en cet état de tépidité, parcourant l'œsophage, fomente doucement les parties voisines.

Si le pouls dur et plein devient, après une ou deux saignées, mou, faible, tremblotant, s'il survient du délire et des soubresauts, l'application des vésicatoires, conjointement avec l'usage du camphre seront en pareil cas d'un grand secours.

Si cependant l'état du malade n'en est point amélioré, si au contraire les yeux s'obscursissent, et s'il survient des convulsions, la mixture (n°. 20) composée d'esprit de corne de cerf (ammoniaque de corne de cerf) , d'essence de castor, etc. , m'a très-souvent réussi dans les cas de ce genre les plus désespérés. Je continuais en même tems l'usage assidu des délayans, à moins que les malades refusassent les boissons.

Lorsque le pouls devient sub-rénitent, que les convulsions se soutiennent, que les malades recueillent des flocons, etc., le musc donné toutes les deux heures à la dose de trois ou quatre grains, produit quelquefois de merveilleux effets.

Quelques médecins n'accordent presque aucune efficacité à ce médicament précieux, s'il n'est employé à plus fortes doses. Mais plusieurs autres ont reconnu, ainsi que moi, combien il est salutaire, prescrit même en petite quantité.

Après qu'on a suffisamment désempli les vaisseaux et rendu la respiration plus libre, on voit quelquefois une espèce de fièvre rémittente se joindre à la péripneumonie. L'écorce du Pérou, administrée à la manière indiquée au chapitre de la *pleurésie*, ne sera pas moins efficace dans cette circonstance.

J'ai dit précédemment que la crise de la fluxion de poitrine s'opérait souvent par les crachats.

Dans le principe de la maladie, ils sont déliés, et on doit alors insister sur l'usage des boissons émollientes et résolutives, telles que la décoction de chiendent, de guimauve, etc.

Si l'oppression est très-forte et la toux sèche, on vante l'effet du moyen suivant, lequel consiste à placer devant la bouche et sous les narines du malade une éponge imbibée d'un mélange de vinaigre et d'eau tiède.

Tissot et Unzer (1) ont arraché des péripneumoniques au danger imminent d'une suffocation prochaine, par la vapeur du vinaigre pur qu'il leur faisait respirer pendant quelques heures consécutives (2).

Après avoir pratiqué les saignées convenables et modéré la fièvre, si la toux persévère avec

---

(1) Der arzt eine medicinische Wochenschrift funster Band., pag. 312.

(2) La vapeur du vinaigre camphré est bien plus efficace encore, et elle m'a souvent réussi, lorsque celle du vinaigre pur avait été sans succès. Mais on ne peut en faire usage que dans le cas où les malades n'ont pas d'aversion pour l'odeur du camphre. (*Note du traducteur.*)

violence, on peut accorder quelques parégoriques légers, pour calmer les spasmes et diminuer l'irritation. Mais, si le pouls est toujours plein, et si la chaleur se soutient avec la même force, l'opium serait nuisible, et l'on doit revenir à la saignée.

STORK (1) a vu quelquefois les narcotiques produire, en ce cas, une toux si violente qu'il était obligé de saigner de nouveau pour prévenir l'hémoptysie menaçante.

Les huileux dont quelques médecins recommandent l'usage conviennent très-rarement ; ils ont le triple inconvénient de rancir facilement, de boucher les orifices des vaisseaux absorbans qui aboutissent dans l'estomac et les intestins, et, si on les donne à grandes doses, de relâcher le ventre outre mesure ; c'est pourquoi je préfère le mucilage de semences de coings et la gomme arabique avec le sirop de guimauve (n°. 74).

Tant que les malades crachent le sang pur et que le pouls est plein et fort, la saignée est nécessaire.

Mais elle serait nuisible si le pouls était flasque et faible, et alors on se contentera de prescrire les

____

(1) Ann. Medic. 2. , pag. 61.

émulsions, l'infusion de coquelicots, de bouillon blanc avec les acides minéraux jusqu'à agréable acidité.

Les acides minéraux sont indiqués dans la péripneumonie toutes les fois que la fièvre est très-forte et la chaleur ardente ; car, quoiqu'ils ne remédient point à l'épaississement inflammatoire (1), ils ont néanmoins la propriété incontestable de résister à la putridité et de modérer la

---

(1) Si les acides minéraux combattent puissamment la chaleur inflammatoire du sang, ce dont il n'est pas permis de douter, le corollaire immédiat de ce principe est, qu'ils doivent nécessairement, si non remédier, au moins obvier à l'épaissement qui est la suite de l'inflammation. Ces acides largement étendus dans un véhicule aqueux ne sont plus que rafraîchissans, délayans, et comme on disait, antiphlogistiques ; ils ont perdu presqu'entièrement leur propriété coagulante qu'ils conserveraient à peine et à un très-faible degré, ainsi émoussés, lors même qu'ils seraient mêlés immédiatement au sang. Mais avant d'être resorbés, combien ne sont-ils pas affaiblis davantage par les différentes liqueurs, le plus souvent alkalescentes, qu'ils rencontrent dans les premières voies, auxquelles ils s'unissent intimément, et par lesquelles ils doivent être fréquemment neutralisés. L'effet des acides minéraux sera donc uniquement en ce cas de calmer la chaleur, de remplacer le liquide dont elle a causé l'éva-

chaleur dont l'excès use les forces , et , quoiqu'ils coagulent la lymphe, ils ne produisent aucun effet analogue sur le sang, suivant le témoignage de LUDWIG (1).

Je ne répéterai point ici ce que j'ai dit au chapitre de la *pleurésie* relativement à la diarrhée, à l'excrétion immodérée des urines , aux crachats trop épais et à leur suppression.

CULLEN (2) n'accorde pas une grande vertu aux diverses préparations scillitiques, et il leur trouve d'ailleurs l'inconvénient de causer quelquefois des nausées. Mais , d'une autre part , il juge (3) que rien n'est plus propre à provoquer les crachats , quand la maladie est déja un peu avancée, que d'exciter la nausée par de légères doses d'émétique.

Il faut éviter, au commencement d'une périp-

---

poration, et de rendre ainsi au sang , au moins , une partie de sa fluidité ; qui sait même si, par leurs diverses combinaisons et les changemens qu'ils subissent dans l'estomac , ils ne concourent pas à la formation de quelques sels fondans , incisifs , résolutifs , etc. (*Note du traducteur.*)

(1) Instit. therap. general. , pag. 25.

(2) Primæ lineæ praxx. , pag. 169.

(3) Pag. 167.

neumonie, de donner des expectorans trop actifs, car ils augmenteraient l'inflammation, la toux et l'anxiété.

Si, après les saignées convenables, les crachats viennent à se supprimer, et si l'oppression qui en résulte met le malade en danger d'être suffoqué, Huxam recommande fortement en ce cas l'usage des vomitifs.

Cependant, il serait dangereux en cette circonstance d'administrer des émétiques violens, car leur effet serait d'accumuler plus de sang dans les poumons, et si, par évènement, les matières épaisses et gluantes dont l'évacuation est supprimée, n'étaient point expulsées par les secousses du vomissement, comme on se l'était proposé, la suffocation n'en serait que plus prompte, et la réputation du médecin se trouverait gravement compromise.

En pareil cas, le souffre doré d'antimoine est très-efficace, il incise les matières visqueuses, favorise l'expectoration, et, assez souvent même, il détermine de légers vomissemens.

Quelques auteurs prétendent que le souffre doré d'antimoine (oxide d'antimoine sulfuré orangé) précipité *per se*, ne diffère nullement du kermés minéral (oxide d'antimoine sulfuré rouge). Mais il est généralement reconnu que la première de ces préparations antimoniales a plus de force et d'activité que la seconde (1).

Nous avons dit précédemment que l'humeur morbifique se portait quelquefois d'une partie à l'autre. Ces métastases s'opèrent, lorsqu'après sa coction, la matière inflammatoire, rendue mobile et analogue au pus, est résorbée par les veines pulmonaires et transportée sur quelque autre organe.

Il est bien important que ces sortes de dépôts métastatiques aient lieu avant la formation des vomiques aux poumons; car, si le transport de de l'humeur ne s'effectue que lorsque la vomique est déja formée, il ne sera pas d'un grand bénéfice pour le malade, et, le poumon étant une fois ulcéré, il s'y fera bientôt un nouvel amas purulent.

Si l'humeur se porte sur quelque partie interne,

____

(1) J'omets ici un paragraphe, dans lequel Quarin s'efforce de prouver, que l'oxide d'antimoine sulfuré orangé a plus d'énergie que l'oxide d'antimoine sulfuré rouge ; vérité qui n'a plus de preuve, et qu'il n'établit d'ailleurs que sur d'anciens procédés chimiques, défectueux et tombés en désuétude. Mais, tel était alors l'état de la science. (*Note du traducteur.*)

comme le foie, la rate, le cerveau, une mort prompte en est le plus souvent la conséquence funeste ; à moins que, par quelque évènement heureux, la matière ne soit expulsée du corps, au moment même de sa nouvelle invasion.

Les seuls dépôts salutaires sont ceux qui s'établissent aux parties externes, et on a observé que, dans la péripneumonie, ils se formaient le plus souvent aux parotides ou aux extrémités inférieures, rarement ou même jamais ailleurs.

Mais ces abcès des parties externes, s'ils viennent subitement à disparaître, jettent les malades dans le plus grand danger, à moins que quelque évacuation critique ne leur succède promptement.

Suivant l'avis de VAN-SWIETEN, on doit porter toute son attention et sa sollicitude à prévoir les métastases, dans la crainte de troubler par ignorance ou par incurie ce mouvement desirable au moment où la nature va l'opérer. Quand on reconnaît qu'il se prépare, il est expédient d'appliquer, sur la région où l'on prévoit qu'il doit se diriger les remèdes propres à diminuer la résistance de la partie et capables en même tems d'y attirer la plus grande abondance possible de matière morbifique.

Les signes qui annoncent les abcès critiques, sont : la fièvre prolongée et forte, sans être néanmoins très-violente , l'absence des symptômes qui indiquent une résolution prochaine ou une évacuation critique, et sur-tout la rougeur et la douleur aux parties où nous avons dit que ces sortes de dépôts se formaient le plus souvent.

Quoique les malades rendent quelques crachats lorsque s'annoncent ces abcès critiques , cette expectoration peu abondante ne saurait suffire à évacuer toute la matière de la maladie dont elle indique seulement le degré de coction et de maturité, et elle ne doit point détourner l'attention du médecin de la véritable crise qui se prépare.

Au moment où se forment ces dépôts, le pouls est prodigieusement et sans cesse vacillant, mais il n'existe en même tems aucun autre symptôme alarmant ; autrement un pouls de cette nature serait un signe mortel.

Lorsque la métastase se fait sur les extrémités inférieures, les hypocondres sont légèrement enflammés , soit par la présence de la matière morbifique portée aux viscères chylopoétiques et à la veine porte par le tronc cœliaque ou les deux mésentériques, soit par toute autre cause moins connue. Il suffit de savoir, comme le dit Van-Swieten , que ce symptôme présage un dépôt aux extrémités inférieures.

Lorsque l'humeur se porte vers les oreilles, les hypocondres sont communément mous, et, s'ils sont affectés en même tems que les parties supérieures, le malade est dans le plus grand péril; car, c'est la preuve que la matière morbifique est tellement abondante qu'elle ne peut être contenue dans les parties qui peuvent la recevoir sans danger, et qu'elle déborde, pour parler ainsi, sur les viscères abdominaux. C'est pourquoi HIPPOCRATE enseigne que l'anxiété dans les hypocondres est mortelle toutes les fois qu'elle a lieu à la suite d'une tumeur formée dans le voisinage des oreilles.

La métastase au foie se décèle à l'avance par des urines sub-ictériques et par la couleur légèrement jaune de la peau. Lorsque la matière inflammatoire s'est portée sur ce viscère, elle y fait naître une vomique dont l'issue est presque toujours funeste, à moins que l'humeur ne s'évacue dans les intestins par les conduits excréteurs de la veine porte, et que de là elle ne soit chassée du corps par l'anus; ou que cette matière, résorbée et reportée de nouveau par le torrent de la circulation sur une partie moins essentielle à la vie, soit évacuée par quelque autre voie.

La respiration plus libre, le pouls plus ample

et

et plus plein , et la diminution de la fièvre indiquent assez que l'abcès formé dans les parties dénommées ci-dessus , est salutaire.

Il est important que toute la matière purulente s'écoule par la partie abcèdée et à cette fin il est nécessaire d'employer les moyens convenables pour empêcher l'ouverture du dépôt de se fermer trop promptement. Mais il faut éviter en même-tems qu'elle devienne fistuleuse par suite de l'afflux habituel des humeurs qui se rendent à cette partie , et qui par leur présence s'opposent à la réunion des parois de l'abcès.

Quand on a lieu de soupçonner qu'un abcès va se former vers les oreilles ou aux extrémités inférieures , il faut appliquer sur la partie menacée des émolliens mêlés avec les stimulans , quelquefois même des vésicatoires très-mitigés , comme il a été dit au chapitre de la *pleurésie* , (pag. 143 , tom. 2.)

Quand le dépôt est en maturité , il faut donner issue au pus , et entretenir l'ouverture ; on continuera du reste , suivant l'exigence des symptômes , l'usage de la décoction de racine de chiendent , de guimauve , celui du quinquina , du camphre , de l'esprit de corne de cerf (ammoniaque de corne de cerf) du musc , etc.

Tome II.   M

Quand la suppuration est très-abondante et lorsqu'elle est accompagnée d'une grande prostration des forces et d'une espèce de fièvre lente, la décoction de quinquina et de lichen d'Islande, coupée avec un mélange d'eau et de lait (n°. 29), produit en ce cas d'excellens effets.

Lorsque la métastase s'effectue sur le foie, la décoction de pissenlit et de chiendent édulcorée avec le miel, les fomentations émollientes et avec le savon de Venise sur les hypocondres, sont très-salutaires. Il convient aussi de donner souvent des lavemens dont la matière resorbée par les orifices des vaisseaux mésaraïques qui débouchent dans les intestins, soit portée au foie directement et sans avoir rien perdu de sa vertu.

Si la péripneumonie n'est pas assez violente pour qu'il y ait lieu de craindre ou la gangrène, ou la suffocation, il est à présumer qu'elle se terminera par la suppuration.

La suppuration s'annonce par la mollesse et la faiblesse du pouls, par la rémission de la douleur et par l'absence des symptômes qui précèdent la résolution ou les évacuations critiques.

Le premier signe qui dénote que la suppuration commence à s'établir est une horripilation vague, irrégulière et sans cause manifeste.

Ce frisson n'est pas facile à expliquer. Mais il suffit, suivant la remarque de VAN-SWIETEN (1), qu'une observation constante nous apprenne qu'il accompagne constamment la suppuration interne

Quand la suppuration est établie, la toux ne laisse pas de persévérer opiniâtrement ; elle augmente au moindre mouvement, et chaque fois que le malade a pris de la nourriture ; cette toux entraîne quelques crachats muqueux, mais elle n'évacue aucune matière morbifique, tant que la vomique n'est point ouverte.

La respiration devient ensuite difficile, courte, entrecoupée et bruyante ; le malade ne peut rester couché sur le côté sain ; survient une petite fièvre continue qu'irritent les alimens et le mouvement, et à laquelle se joint une inappétence complète (2).

Ces vomiques, une fois formées, mettent le salut du malade dans le plus grand danger ; car,

______

(1) Tom. 2. pag. 744.

(2) La soif, la rougeur des joues et des lèvres, et vers le soir, les exacerbations légères de la petite fièvre dont il est question dans le texte, sont encore des signes d'une suppuration commencée, STOLL (aph. 216), en ajoute un autre, savoir, le son de la poitrine ou du dos, frappés sous les

lorsqu'elles se rompent, si le pus vient à s'épandre dans la cavité de la poitrine, il peut occasionner un empyême mortel, ou, s'il est résorbé, déterminer, en infectant toute la masse du sang d'une cacochymie purulente, une phthisie funeste. Il est également à craindre que l'amas du pus, augmentant chaque jour de volume, comprime progressivement les parties voisines et suffoque le malade, avant la maturité et la rupture de l'abcès.

C'est ainsi que plusieurs médecins célèbres ont observé des apoplexies légères et des paralysies de la langue produites par la pression d'un amas purulent et la gêne qu'il occasionnait dans le thorax; dès que l'expectoration était libre et abondante, ces affections symptomatiques se modéraient ou même disparaissaient entièrement; les accidens au

---

omoplates, après une grande inspiration, lequel son est nul du côté malade, ou ressemble, dit-il, à celui qui résulterait de la percussion de la cuisse (*). (*Note du traducteur*).

(*) Le docteur LÉOPOLD d'Auenbrugger donna à Vienne, en 1763, un traité sur la manière de connaître par la percussion de la poitrine les maladies internes de cette cavité.

contraire renaissaient ou augmentaient, si les crachats venaient à diminuer ou à se supprimer.

D'où il suit que tous les efforts de l'art doivent tendre à accélérer la maturité et l'ouverture de la vomique.

Dès qu'une fois l'abcès est formé, la saignée, en détériorant les forces, ralentirait le travail de la suppuration, et l'on ne doit y recourir, en cet état de choses, que dans le cas particulier où une oppression suffoquante ou bien une fièvre énorme l'éxigeraient impérieusement.

J'ai vu quelques péripneumoniques dont la maladie mal traitée s'était terminée par la suppuration, et chez lesquels la vomique, en comprimant les vaisseaux voisins, avait fait naître une inflammation nouvelle. La fièvre, la chaleur, la difficulté de respirer allant toujours croissans, on avait été obligé de revenir à la saignée, après laquelle tous les symptômes alarmans avaient été modérés, au point que déja, non seulement les amis des malades, mais les médecins eux-mêmes se félicitaient du succès et se flattaient d'une prochaine guérison. Mais il restait une toux sèche qui n'amenait que des crachats aqueux, écumeux même, et mêlés de stries jaunes ; du reste il n'intervenait aucune autre évacuation. Consulté à cette époque de la maladie, je ne pouvais porter qu'un pronostic funeste, lequel ne tardait point à se confirmer. Bientôt les malades se plaignaient d'un sentiment incommode d'ardeur à la poitrine, et ils périssaient nonobstant tous les moyens les mieux indiqués.

La vapeur d'eau chaude est un moyen très-recommandable pour favoriser l'ouverture d'une vomique; elle facilite l'amas du pus en diminuant la résistance de la partie qui lui sert de foyer, elle rend en même tems et plus prompte et plus facile la rupture de la membrane qui le contient.

On continuera en même tems l'usage interne des émolliens.

Quand l'abcès est prêt à se rompre, ce que l'on reconnaît à la plénitude de la poitrine et à la tension de la partie abcédée, il convient de faire prendre au malade des alimens gras et abondans, afin que l'estomac distendu s'oppose à l'abaissement du diaphragme, et que, par ce moyen, la vomique se trouve encore plus comprimée (1).

---

(1) Quelque soit mon respect pour les opinions et les avis du judicieux auteur que je traduis, je dois mettre en garde les médecins trop servilement imitateurs, contre le danger qu'il y aurait à employer un pareil moyen. Serait-il pru-

On vante aussi, avec raison, la lecture faite à
haute voix, les injections de vinaigre tiède dans
l'arrière-gorge à l'aide d'une petite seringue, et la

---

dent en effet, de donner à un malade menacé de suffocation à tous les instans, des alimens copieux et de difficile
digestion ? QUARIN lui-même n'a-t-il pas dit précédemment,
(chap. de la pleurésie), que dans cet état, le plus léger surcroît
d'oppression et de gêne pouvait devenir mortel ? Vous com-
primez ainsi la vomique, et vous diminuez la capacité du
thorax, non-seulement par le réhaussement du diaphragme,
mais encore en augmentant le volume du sang dans les vaisseaux du poumon. Qui vous répondra que vous n'allez pas
ôter au viscères de la poitrine le peu de jeu qui leur restait,
et suffoquer le malade par les moyens même que vous oppo-
siez au danger de la suffocation ; et dans le cas où vous
parviendriez à votre but et où vous détermineriez ainsi la
rupture de la vomique, combien la plénitude de l'estomac
n'ajouterait-elle point au péril qui suit toujours cet événe-
ment critique, tout desirable qu'il soit, etc. Je pense donc
qu'on doit s'en tenir aux premiers moyens que propose l'auteur à la suite de ce paragraphe. Dans tous les cas, il serait plus rationel de ceindre fortement la poitrine et la région
du diaphragme. Du moins on resterait maître de faire cesser à
l'instant la compression, et de rémédier à volonté au mal qui
pourrait en résulter, tandis que par la méthode de QUARIN,
le malade est livré sans secours possible à la chance du remède, et s'il succombe, c'est bien alors que le médecin se
trouve justement compromis. (*Note du traducteur*).

gestation dans une voiture légère sur des chemins pierreux. Mais ce dernier expédient ne doit être employé qu'avec beaucoup de circonspection ; la vomique venant à se rompre, chemin faisant, le malade pourrait être suffoqué , et le médecin se trouverait gravement compromis.

Car , les malades sont toujours exposés au danger de la suffocation , au moment de la rupture d'une vomique ; mais l'art ne saurait y obvier, et plus l'abcès tarde à s'ouvrir, et plus le péril est imminent.

Quoique la vomique se soit ouverte sans accident et que le malade ait échappé à ce premier danger, l'issue de la maladie est encore incertaine, car, enfin , il reste à remédier à la suppuration établie dans un organe essentiel à la vie, incessamment exposé à l'air extérieur , et perpétuellement en mouvement.

Cependant, si les crachats sont légers , blancs et semblables à de la crême, si le sujet est jeune et sain , si l'appétit est bon et si les autres symptômes s'améliorent, on peut se flatter de l'espoir d'une guérison probable.

Plus le malade est éloigné de cet état, et plus sa situation est alarmante.

Lorsque la vomique est ouverte , les boissons

convenables sont les décoctions d'orge, de ris , d'aigremoine , et, si les malades éprouvent une grande chaleur et une soif très-ardente, on les mettra à l'usage du petit lait et des émulsions.

Si le pus est très-épais , on prescrira le diacode (1) avec l'oximel scillitique.

Lorsque le corps est exténué, la décoction de lichen d'Islande et d'aigremoine a des effets très-avantageux. On y ajoutera le quinquina , si la faiblesse est extrême.

Ces malades supportent difficilement l'écorce du Pérou en substance; elle a, dans le cas dont il s'agit , l'inconvénient de causer de l'anxiété et de supprimer les crachats.

L'insomnie et l'augmentation de la toux vers le soir, exige l'usage des parégoriques. Car , la toux sur-tout , enflammerait de nouveau l'ulcère du poumon par ses secousses répétées , et occasionnerait ainsi une nouvelle suppuration.

Lorsque la fièvre a entièrement cessé, les pilules faites avec l'oliban , le styrax calamite, l'extrait

---

(1) Le diacode dont il est ici question n'est pas notre sirop de diacode, comme on a pu le voir au chap. de la *rougeole*, voy. tom. 1, pag. 173. (*Note du trad.*)

de réglisse et les baumes naturels (n° 75.) produiront de bons effets. Les baumes factices par leur acrimonie incendiaire seraient plus nuisibles qu'avantageux.

L'anti-hectique de Potier , dont quelques médecins font grand cas, me paraît être un remède infidèle et même dangereux ; car l'étain du commerce n'est presque jamais autre chose que du plomb (1) , et l'étain anglais qui est celui qu'on prescrit pour la composition de ce remède , est ordinairement allié avec le zinc , le bismuth et même avec le cuivre. Mais , comme le plomb ni le cuivre ne conviennent point dans la fièvre hectique, la chaux de ces métaux plus soluble encore que les métaux eux-mêmes , doit être, à bien plus forte raison , bannie du traitement de cette maladie.

D'ailleurs , HENKEL et MARGGRAF ont reconnu par des expériences réitérées que l'étain , même le plus pur , retenait toujours quelques légères parties arsenicales, et qu'il conservait, quoiqu'on fît, une grande affinité avec ce demi-métal.

---

(1) Il serait plus exact de dire : que l'étain du commerce contient toujours du plomb en quelque proportion que ce soit. (*Note du trad.*)

La nourriture sera composée de laitue, d'endive ; d'épinards et autres légumes tendres et laiteux. Les malades feront des repas répétés mais légers, dans la crainte de surcharger le poumon malade par des sucs trop abondans.

Les gelées faites avec les extrémités des animaux, et vulgairement recommandées aux phthisiques et à ceux chez qui se forme une vomique, sont pernicieuses ; car, il résulte de ce genre d'aliment un chyle ténace et visqueux plus propre à augmenter la charge du poumon, déja débilité, qu'à nourrir le corps.

VAN-SWIETEN a vu le bouillon de pieds de veau causer de fortes anxiétés et faire enfler les malades.

Nous avons dit plus haut que les vomiques s'ouvraient assez souvent dans la cavité de la poitrine et formaient un empyême.

Cet épanchement interne est reconnaissable par la disparition des signes propres à la vomique ; par une toux sèche, et un sentiment de pésanteur dans le thorax ; par la fluctuation et le bruissement du pus à chaque mouvement du corps, à moins que la matière purulente ne soit ou fort épaisse ou très-abondante ; il s'annonce encore par l'impossibilité de se coucher dans toute autre position que sur le dos ou sur le côté affecté, enfin, par la rougeur des joues, par la fièvre lente, les yeux caves et les ongles crochus.

Le jour où les vomiques doivent s'ouvrir est incertain. HIPPOCRATE enseigne qu'elles se rompent le vingtième, le quarantième et quelquefois le soixantième jour. Il observe en même tems que la rupture de ces sortes d'abcès est d'autant plus prompte que la douleur, dans le principe de la maladie, a été plus vive, la toux plus violente, la difficulté de respirer plus forte et l'expectoration plus abondante.

Lorsque la vomique est ouverte et l'empyéme formé, les symptômes deviennent si modérés qu'on croirait quelquefois que le mal s'est entièrement évanoui.

Le médecin doit donc prendre garde, suivant l'avertissement de VAN-SWIETEN, de se laisser décevoir par cette apparence trompeuse, et de regarder la maladie comme terminée, lorsqu'il reste encore de grands dangers à surmonter. Ce n'est pas qu'il soit nécessaire de détromper le malade lui-même et de l'arracher à sa douce illusion, à sa flateuse espérance ; mais il est sage, afin de mettre sa réputation à couvert, de prévenir les parens ou les amis de ce malade que le soulagement perfide qui les abuse, n'est qu'apparent et passager.

Le pronostic est en ce cas très-facheux, car, ou le pus en se corrompant fait naître la fièvre hectique et la phthisie, ou par son abondance il oppresse la poitrine et met le malade en danger d'être suffoqué, ce que l'on reconnaît par la protubérance du côté affecté, par l'enflure du bras de ce même côté, l'haleine fétide, la fièvre hectique et les sueurs nocturnes.

On a vu quelquefois la matière purulente résorbée et évacuée par les urines ou par toute autre voie ; Mais il est rare que le pus de bonne nature, qui en cette qualité doit avoir une certaine consistance, puisse rentrer dans le torrent de la circulation.

Si la matière de la vomique, épanchée dans la poitrine, ne s'ouvre elle-même une prompte issue, il faut sans délai se déterminer à l'opération de l'empyême, et l'ouverture pratiquée doit être entretenue jusqu'à ce qu'on soit certain que la surface de l'ulcère est complètement détergée et la suppuration tarie ; autrement on s'exposerait à un nouvel amas purulent et à une nouvelle opération.

Quand on a donné issue au pus épanché dans

la cavité du thorax ; les remèdes internes doivent être les mêmes que ceux indiqués après la rupture de la vomique. Nous en parlerons plus amplement au chapitre de la *phthisie* (traité des malad. chroniques.)

Si l'épanchement du pus dans la poitrine est déjà ancien, si les forces sont anéanties, si le malade a une diarrhée colliquative, et s'il est dans le marasme, l'opération de l'empyême ne ferait qu'accélérer la mort.

Car le poumon en dissolution qui était encore mécaniquement soutenu par le volume du pus, s'affaisse tout-à-coup, quand celui-ci vient à s'écouler, et le malade expire.

La péripneumonie se termine aussi quelquefois par un squirre, lequel s'annonce par une orthopnée cruelle, et par une petite toux sèche, fatigante, symptômes qui augmentent au moindre mouvement du malade, et chaque fois qu'il prend des alimens, sur-tout, s'il sont abondans et de difficile digestion.

On discerne le squirre de la vomique, en ce que, dans cette dernière terminaison, les symptômes, comme on l'a vu, prennent progressivement des

accroissemens , tandis que ceux du squirre restent les mêmes (1).

On conçoit aisément combien le squirre du
poumon doit être difficilement curable , puisque
ce genre de tumeurs présente tant de difficulté
dans le traitement, lors même qu'elles sont situées aux parties externes , et immédiatement soumises aux efforts de l'art et à l'action des remèdes.

Lorsque le squirre est récent, ou pourra tenter
l'usage des pilules suivantes :

Prenez   Savon de Venise. . . . . . .   1 once.
           Gomme ammoniaque . . .   2 gros.
           Extrait de cigüe. . . . . .   1 gros.

f. une masse s. l. et divisez en pilules de trois
grains , le malade en prendra sept , trois fois par
jour , et boira après chaque dose , une tasse
d'eau de seltz coupée avec un peu de lait.

Si le squirre est invétéré , il faut renoncer à
toute espèce de moyens curatifs , et se contenter
de défendre tout ce qui pourrait produire de l'in-

---

(1) Il serait plus vrai de dire : en ce que les accroissemens de la vomique sont ordinairement assez rapides , tandis
que les progrès et les développemens du squirre sont au
contraire très-lents. (*Note du traducteur.*)

flammation, ou un chyle trop épais. Il est rare en ce cas, que la plèvre ne contracte pas quelques adhérences avec le poumon, à raison du dessèchement de ces parties devenues imperspirables.

Une légère adhérence de la plèvre avec les poumons est à peine sensible. Mais, si elle occupe une surface plus étendue, elle cause dans la poitrine une gêne et une douleur auxquelles il n'est presque pas possible de remédier.

Lorsqu'après la guérison d'une péripneumonie, le malade est sans appétit, et est incommodé par des rots fréquens, il convient de purger légèrement avec l'eau laxative du codex de Vienne (1).

Après une violente inflammation de poitrine, les hypocondriaques et les hystériques conservent quelquefois assez long-tems de l'oppression et de la gêne dans la respiration. Ces symptômes sont purement spasmodiques et tiennent à la faiblesse occasionnée par les saignées et les boissons délayantes. Chez ces malades, le pouls, ainsi que chez tous les hystériques, est trompeur, et il faut bien prendre garde d'attribuer ces restes nerveux

-----

(1) Voyez tom. 1, pag. 18, note (1).

de

de la maladie à des obstructions ou à la suppura-
ration du poumon; car il serait très-dangereux
de les traiter conséquemment à cette erreur.

Cet état particulier devient reconnaissable par
le tempéramment des malades, par les symptômes
qui ont précédé, par l'absence de la fièvre, par
la pâleur du visage et par la crudité des urines.
Je renverrai, pour ce qui concerne la diète et le
régime, à ce qui a été dit dans le traité des fièvres.

DE LA PÉRIPNEUMONIE PUTRIDE (1).

Il est des pleurésies et des péripneumonies
compliquées tout-à-la-fois d'inflammation et de
putridité, et d'autres où le caractère putride do-
mine seul.

Ici le pouls est moins dur et moins fort que
dans la péripneumonie proprement dite, mais la
chaleur est acre, mordicante, la peau aride, l'appétit nul et la langue sale; les malades éprouvent
un sentiment de pésanteur dans la région de l'es-

---

(1) Il n'est pas moins question de la pleurésie que de la péripneumonie putrides dans cette suite qui est en même tems un
supplément aux XVI et XVII chapitres. (*N. du tr.*)

tomac, ils ont des nausées et font des efforts pour vomir ; le ventre est tuméfié, les urines bilieuses, les crachats ténus et plus jaunes que dans la péripneumonie purement inflammatoire.

Dans l'espèce dont il s'agit, il faut s'abstenir de la saignée ou du moins être plus réservé sur son usage que dans les maladies exclusivement inflammatoires de la poitrine. TISSOT parle d'une péripneumonie putride à laquelle succombaient tous les malades auxquels on tirait du sang.

BIANCHI (1), VANDERMONDE (2), FOTHERGILL (3) ont observé que la saignée, dans les maladies bilieuses de la poitrine, avait les conséquences les plus fâcheuses.

Cependant il faut toujours avoir égard à l'âge, au tempéramment, aux circonstances antécédentes de la maladie, à l'état du pouls et à la constitution épidémique.

Je donne à ces pleurétiques ou péripneumoniques une once de la mixture suivante, toutes les

---

(1) Histor. hepat., pag. 242.

(2) Receuil period. d'observ. de médecine, tom. 4, pag. 130.

(3) Account of the putrid. sore throat, pag. 41.

heures ou toutes les deux heures, jusqu'à ce qu'ils soient légèrement purgés.

Prenez Eau de fenouil. . . . . 10 onces.
       Sel de Glauber. . . . . 6 gros.
       Sirop de manne. . . . . 1 once et demie.
M.

La manne ou le tamarin seuls ne suffiraient point à évacuer les viscosités qui se trouvent fréquemment liées à la bile.

Après avoir nettoyé les premières voies, on prescrira l'eau de chiendent et de guimauve avec le sel polychreste (tartrite de soude) et l'oximel simple, le tout édulcoré avec le sirop des cinq racines. On ajoutera à ce mélange l'esprit de vitriol (acide sulfurique étendu d'eau), jusqu'à agréable acidité.

Quelques malades ne sont soulagés, ni par les purgatifs, ni par les acides, et ils sont tourmentés à tel point par les nausées et même par les vomissemens que, quoiqu'ils soient dévorés par la soif, ils se refusent à toute espèce de boissons, quelque agréables qu'elles puissent être. En pareil cas, après avoir saigné convenablement, je prescris avec le plus grand succès un léger vomitif (n°. 73).

SCHROEDER rapporte l'histoire d'une pleurésie épidémique bilieuse dans laquelle l'émétique était péremptoire , lorsqu'il excitait le vomissement ; mais , le plus souvent il portait tout son effet sur les entrailles , et ne servait qu'à provoquer les déjections alvines ; dans ce dernier cas , presque tous les malades périssaient. Pour parer à cet inconvénient, il appliquait, avant d'administrer le vomitif, un emplâtre vésicatoire sur la région épigastrique , et tous ceux pour lesquels il usa de cette précaution, vomirent et furent préservés. Il est vraisemblable que dans cette épidémie le vomissement était empêché par le spasme de l'estomac (1) auquel remédiait le vésicatoire (2).

Cependant, nous le répétons, on ne saurait être trop circonspect sur l'usage des émétiques ; même dans les maladies de poitrine dont il est ici question. En 1773 , nous eumes dans notre

---

(1) WIENHOLT de inflammat. occult. , pag. 27.

(2) BROWN, dans son système , dirait que l'excitement produit en cette circonstance par le vomitif n'est pas suffisant, proportionnellement au défaut d'excitabilité de l'estomac, et que celui-ci avait besoin d'un surcroît de stimulus que fournissaient les cantharides. La doctrine de ce médecin spéculateur , toujours ingénieuse en théorie , mais souvent inadmissible dans la pratique , me paraît très-applicable au cas dont il s'agit. (*Note du traducteur.*)

hôpital un grand nombre de péripneumoniques que des médecins inexpérimentés avaient fait vomir au début de la maladie, et chez qui elle se termina, ou par la gangrène, ou par une suppuration mortelle.

C'est pourquoi BAILLOU (1) remarque qu'on doit observer d'un œil attentif, dans le principe des maladies, quelles sont celles où la saignée est nécessaire, et celles dans lesquelles il est préférable d'employer les purgatifs, dans la crainte de commettre, dès le début, une erreur difficile à réparer dans la suite du traitement.

Après avoir fait usage de ces premiers moyens, avec discernement et suivant la nature et le besoin des circonstances, si on n'a obtenu aucun soulagement, et sur-tout si la diathèse putride a fait des progrès, on aura recours aux mixtures salines propres à entretenir la liberté du ventre, aux acides minéraux à grandes doses, au quinquina, au camphre, au musc, à l'esprit de corne de cerf (ammoniaque de corne de cerf) qui seront administrés suivant la manière et avec les précautions indiquées au chapitre de la *fièvre putride*.

____

(1) Opera omnia, tom. 1, pag. 72 et 121.

Il y a un an qu'il régna des pleurésies et des péripneumonies nombreuses et très-graves, dans lesquelles la violence de la fièvre et une forte oppression de poitrine commandaient d'abondantes saignées. Le sang se couvrait d'une couenne très-épaisse et qui résistait au couteau. Les antiphlogistiques et les émolliens tempéraient un peu la maladie ; les crachats parvenaient à un état de coction ; mais, l'inflammation étant modérée, la fièvre dégénérait en double tierce. Pendant l'exacerbation, les crachats se supprimaient, le pouls devenait extrêmement débile, les urines étaient abondantes et ténues, les malades tombaient dans le coma ou dans le délire, ils éprouvaient une anxiété cruelle, et étaient dans une langueur telle qu'on les aurait crus près de leur dernier moment. Pour remédier à cette faiblesse extrême, il convenait de donner d'abord de légères doses de camphre, mais il fallait passer promptement à l'usage du quinquina, au moyen duquel l'expectoration était rendue plus facile pendant le paroxisme ; alors, on y joignait avec succès les émolliens, les délayans, les expectorans, et les malades étaient promptement rendus à la santé.

Dans le même tems, les fièvres rémittentes

doubles tierces étaient très-communes , et ceux qui en étaient atteints , éprouvaient pendant l'exacerbation une toux sèche violente , et un point de côté rebelle à tous les moyens , soit internes , soit externes , si ce n'est au quinquina que l'on ne devait administrer toutefois qu'après avoir pourvu à la netteté des premières voies. Il dissipait promptement et la douleur pungitive et la difficulté de respirer , et la maladie était jugée le plus souvent par des sueurs abondantes et par des crachats puriformes. La saignée était rarement convenable à cause de la faiblesse extrême des forces et du pouls lequel , quoiqu'il fût fort pendant l'accès , était très-faible et même inégal au tems de la rémittence.

J'ai vu périr plusieurs de ces malades auxquels les médecins , négligeant l'écorce du Pérou , se contentaient d'ordonner l'opium pour calmer la toux.

DE LA FAUSSE PÉRIPNEUMONIE.

La fausse péripneumonie est produite en hiver par le froid, et au printems par les premières chaleurs lesquelles , dissolvant la pituite , sont cause que cette humeur , devenue moins épaisse , se mêle à la circulation, obstrue les vaisseaux par son reste de ténacité, et engoue insensiblement les poumons.

Cette maladie est familière aux vieillards, aux gens oisifs, à ceux qui se nourrissent d'alimens grossiers et de difficile digestion ou qui font abus des liqueurs spiritueuses, aux personnes pituiteuses, catharreuses ou d'une complexion froide.

Les femmes et les enfans en sont rarement attaqués, à raison de la dilatabilité plus grande de leurs vaisseaux.

Tout ce qui tend à augmenter l'affluence des humeurs vers les poumons peut causer la fausse péripneumonie, comme les courses, la déclamation, le chant, l'ivresse, les vicissitudes subites de la chaleur et du froid.

Le diagnostic de cette maladie est difficile.

On la distingue, à son début, par le genre de tempéramment que nous avons dit lui être propre ; par une légère lassitude qui a précédé ; par la faiblesse, la torpeur et l'imbécillité des sens ; par la propension au sommeil, la rougeur et toutefois la lividité de la face, les anxiétés, l'oppression de la poitrine et l'haleine courte et entrecoupée ; il n'y a point encore de fièvre, ou du moins elle très-légère ; surviennent bientôt les

horripilations, un sentiment alternatif de froid et
de chaleur.; la faiblesse augmente ainsi que la difficulté de respirer ; les urines sont tantôt pâles et
tantôt très-rouges , elles deviennent nébuleuses
aussitôt qu'elles sont rendues , quelquefois même
elles arrivent troubles , et se conservent telles ,
sans faire aucun dépôt ; si on les agite , elles
deviennent et restent long-tems écumeuses. La
tête est très-douloureuse et semble s'ouvrir pendant les efforts de la toux ; enfin, à tous ces
signes caractéristiques se joignent plusieurs symptômes communs à la péripneumonie vraie; mais
ici la fièvre est constamment plus légère que dans
les espèces précédentes.

Chez les vieillards, il n'est pas rare de voir
l'hydropisie de poitrine succéder à la fausse péripneumonie.

Le traitement en est difficile , et demande, de la
part du médecin, beaucoup de tact et de sagacité.
On doit saigner avec circonspection, car les sujets
sont , comme nous l'avons dit , ou vieux, ou
d'une complexion faible et lâche; les atténuans
même doivent être administrés avec prudence ;
donnés sans ménagemens , ils augmenteraient
l'impétus des humeurs vers les vaisseaux du poumon, et pourraient faire naître un engorgement

irrésoluble. C'est ce dont une funeste expérience nous fournit des exemples trop fréquens dans la personne de ceux qui , regardant le froid qu'ils ont éprouvé comme l'unique cause du mal qu'ils ressentent , croient y remédier efficacement par le moyen des boissons spiritueuses et aromatiques , et rendent ainsi leur maladie promptement mortelle.

Si les forces ne sont pas trop abattues , et si le pouls est égal , on pourra commencer le traitement par la saignée , et on aura soin d'inciser largement la veine , car le sang épais et pituiteux s'écoulerait difficilement par une petite ouverture.

Ce premier moyen rendra moins dangereux et plus efficace l'usage subséquent des atténuans.

On ne doit tirer du sang qu'en petite quantité aux vieillards et dans les saisons humides.

Les saignées trop abondantes augmenteraient l'épaississement pituiteux et deviendraient très-préjudiciables.

Chaque jour on donnera un lavement , jusqu'à ce que le pouls soit plus fort et la respiration plus libre.

Cependant il faudrait renoncer à ce dernier moyen , si on reconnaissait que les malades en fussent affaiblis.

On appliquera un vésicatoire (1) aux extrémités, et on purgera avec les eaux de Sedlitz ou de Carlsbad (2).

SYDENHAM est d'avis qu'on donne tous les deux jours un purgatif antiphlogistique ; mais, avant de s'y déterminer, on doit considérer les circonstances diverses du sujet et de la maladie ; car les personnes replètes, celles qui vivent habituellement dans l'abondance ou qui sont douées d'une force plus grande, supporteront mieux ces évacuations réitérées que celles qui sont plus faibles ou plus avancées en âge.

On obtient souvent de bons effets de la décoction de bardane mêlée avec l'infusion d'hyssope et de fleurs de sureau, aiguisée avec un peu de nitre et édulcorée avec l'oximel simple ou l'oximel scillitique (n°. 76).

Si cette boisson ne produit pas l'effet desiré, on recourra au kermès minéral (oxide d'antimoine

____

(1) Ce cas est un de ceux où les vésicatoires volans (voyez de l'inflammation en général, tom. 2 , pag. 21, note 1), sont le mieux indiqués, et on ne saurait trop en recommander l'emploi dans cette maladie. (*Note du trad.*)

(2) Voy. la note (2) pag. 207 , tom. 1.

sulfuré rouge), ou même, dans un cas urgent, au souffre doré d'antimoine (oxide d'antimoine sulfuré orangé) dont on donnera un grain ou deux, toutes les deux ou trois heures (1).

La fièvre ayant cédé à l'usage soutenu de ces différens moyens, si les crachats sont très-visqueux, et s'il reste de l'oppression, on prescrira la gomme ammoniaque dissoute dans le vinaigre scillitique et étendue dans l'infusion d'hyssope, et après chaque dose de ce remède, le malade boira une tasse d'infusion de tiges de douce-amère (n°. 77) (2).

____

(1) Voyez tom. 1, pag. 50, note (1). Quoique le cas dont il s'agit soit, sans contredit, un de ceux où le kermès et le souffre doré d'antimoine doivent être donnés à plus fortes doses, le grand nombre de sujets, en France, ne prendraient pas impunément celles prescrites par l'auteur. Au reste, en les augmentant graduellement, il sera facile de reconnaître celle à laquelle il convient de s'arrêter. *(Note du trad.)*

(2) Je préférerais à l'infusion de douce-amère, dont l'usage soutenu pourrait rallumer la fièvre, la décoction de polygala de Virginie, dont les effets sont inappréciables dans la fausse péripneumonie, et qui plus d'une fois dans cette maladie m'a suffit seule et indépendamment de toute autre remède interne. Je l'édulcore avec le sirop d'erysimum ou de lierre terrestre. (Voy. chap. de la pleurésie, pag. 232, note (1)). *(Note du traducteur.)*

Tous les huileux doivent être bannis du traitement de la fausse péripneumonie.

Quand la maladie tend à sa fin , il est sage , pour obvier à l'hydropisie de poitrine , de faire usage des pilules composées avec la gomme ammoniaque, l'extrait d'aunée et de trèfle d'eau (n°. 78).

Si les urines sont rares , il convient d'ajouter à la masse des pilules précédentes quelques grains d'extrait de scille.

La nourriture doit être légère , pendant la durée de la maladie. Lorsqu'elle est guérie , on prescrira les viandes tendres et de facile digestion , l'usage modéré du vin et des aromates, les frictions , l'exercice , les eaux minérales acidules , telles que celles de Ruitsch avec le vin d'Autriche , etc. (1).

---

(1) On peut remplacer les eaux de Ruitsch , par celles de Bussang , de Spa, de Pougues, de Pyrmont, de Scarboroug, etc. (*N. du tr.*)

CHAPITRE XVIII.

DE LA PARAFRÉNÉSIE

ET DE L'INFLAMMATION DU MÉDIASTIN ET DU PÉRICARDE.

L'INFLAMMATION du médiastin et du péricarde est plus fréquente qu'on ne pense, suivant la remarque de VAN-SWIETEN.

Dans l'inflammation du médiastin, le pouls est dur, la chaleur ardente et les crachats colorés; les malades se plaignent d'un sentiment d'angoisse à la région du sternum. Du reste, la douleur est moins aigüe que dans la pleurésie, par la raison que, dans le mouvement inspiratoire, le thorax, en se dilatant, fait éprouver une distension bien moindre au médiastin qu'à la plèvre.

Lorsque le péricarde est enflammé, il y a plus de désordre dans le pouls, et le malade est défaillant.

L'inflammation du médiastin et du péricarde accompagne quelquefois la frénésie et la parafrénésie. Car, il arrive assez souvent, comme l'observe SELLE (1), que plusieurs parties sont enflammées en même tems et donnent lieu, par ces complications diverses, à différens phénomènes assez difficilement explicables.

Les causes ainsi que le traitement de l'inflammation du médiastin et du péricarde sont les mêmes que dans la pleurésie ; mais le danger est plus grand dans la maladie dont nous traitons ; car, à moins qu'elle ne se termine par une résolution bénigne, elle est promptement mortelle, ou elle donne naissance à des maux le plus souvent incurables. Lorsqu'il se forme un abcès sous le sternum, on conseille le trépan.

LA PARAFRÉNÉSIE est caractérisée par une fièvre continue et très-aigüe ; par une respiration élevée, petite, prompte, suffocative et dont le mouvement est exécuté presque uniquement par le thorax ; par une douleur à la région précordiale, au côté, au dos, douleur augmentée par l'inspiration, et à laquelle se joignent la toux, la nausée, le vomissement, le retirement en dedans des hypocondres, le délire, et le ris sardonien.

---

(1) Rudim. pyretolog. method., pag. 119.

C'est une erreur de croire que le ris sardonien soit un signe pathognomonique de l'inflammation du diaphragme. MORGAGNI (1) rapporte deux exemples où ce muscle ayant été blessé, le rire convulsif cependant n'eut pas lieu (2).

D'un autre côté, ce symptôme se manifeste quelquefois dans certaines maladies du bas-ventre, et VAN-DŒVEREN l'a observé dans le paroxisme d'une fièvre intermittente laquelle céda ensuite à un émé-

---

(1) De sed. et caus. morb. epist. LIII. art. 3 et 6.

(2) MORGAGNI (ibid.) Pense que le rire sardonique n'a lieu, à la suite des blessures du diaphragme, que lorsque ce muscle est lésé dans sa partie membraneuse, et il paraît en effet que, dans les deux observations qu'il rapporte, la plaie se trouvait dans la partie charnue. Quoique BONNET ne parle pas du rire sardonique, on remarque cependant, dans les différentes observations qu'il a rassemblées sur les affections du diaphragme, que celles de sa partie charnue sont bien moins graves et leurs symptômes moins effrayans. (*Voy. Sepulchret.*, *tom. II, pag.* 348 *et suiv. Observ. XXI*, § 3, 4, 5, 6, 7, 8, 9, 10, 12). WILLIS (*de animâ brut. part. pathol.*, *pag.* 162) cite aussi deux faits qui viennent à l'appui de l'opinion de MORGAGNI, et qui prouvent que le diaphragme peut-être enflammé, suppuré, corrodé, sans qu'il existe ni rire sardonien, ni même aucun symptôme de parafrénésie. (Voy. encore FERNEL, pathol. lib. 5 chap. 2.) (*Note du traducteur.*)

tique.

tique. STRACK (1) rapporte avoir vu périr plusieurs malades du ris sardonien survenu dans le cours de fièvres pétéchiales.

Je me rappelle l'histoire d'un jeune homme qui succomba à une fièvre putride négligée à laquelle s'était joint ce symptôme effrayant. On était parvenu à le modérer, d'une manière très-notable, par l'usage du quinquina, des acides minéraux, des lavemens et de l'esprit de corne de cerf mêlé avec l'essence de castor ; mais, le troisiè jour, contre mon avis, et, quoique le pouls fût faible et accéléré, la crainte d'une inflammation au diaphragme détermina à pratiquer une saignée, et on donna les huileux : trois jours après, le malade périt dans les convulsions, comme je l'avais prédit.

D'où il suit que le ris sardonien n'est point un symptôme exclusivement propre aux maladies du diaphragme, qu'il ne leur est même point essentiel, et qu'il peut être causé sympathiquement par toutes les affections des viscères qui reçoivent des rameaux du nerf intercostal (2).

---

(1) Observ. de morbo cum petech. , pag. 275.

(2) L'usage excessif du safran, dit-on, produit aussi le rire convulsif, et on sait que la sardoine (*ranunculus palus-*

On peut consulter, sur cette matière Henri RAHN : *Dissertatio de miro inter caput et viscera abdominalia, commercio*, ouvrage imprimé à Gottingue.

La parafrénésie est une maladie plus dangereuse que la pleurésie ; le mouvement continuel de la partie qui en est le siége (1), les rapports intimes de cette même partie avec le cœur et le cerveau rendent raison de ce surcroît de gravité. Ceux qui en sont atteints périssent quelquefois le sixième, le cinquième, et même dès le troisième jour.

Cette maladie se juge par les différentes voies propres à la terminaison de la péripneumonie, et le procédé curatif est le même que dans la pleurésie.

Les lavemens sont très avantageux dans ce cas;

---

tris, apii folio, lævis), laquelle croît en Sardaigne, fait naître le rire appelé de son nom, sardonien. (*Note du trad.*)

(1) Sans doute on doit regarder le diaphragme comme le siège ordinaire de la parafrénésie, mais suivant WILLIS, et d'après les observations qu'il rapporte, cette maladie n'est pas plus essentiellement une inflammation du diaphragme, que la frénésie une inflammation du cerveau, et elles peuvent avoir l'une et l'autre un siège tout différent. (*Voy. de animâ Brutorum, pathol., pag.* 162) (*Note du traducteur.*)

car en injectant des substances très émollientes dans le colon transverse qui, comme on sait , dans dans son trajet du foie à la rate, est voisin du diaphragme, ces subtances fomentent, quoique médiatement , d'une manière douce et bienfaisante l'organe malade, et coopèrent à modérer l'inflammation.

Si la maladie se termine par un abcès, il s'ouvre, ou dans la poitrine, ou dans l'abdomen. Dans le premier cas , il fait naître un empyême, et dans le second , il produit une ascite purulente.

CHAPITRE XIX.

DE L'HÉPATITIS.

L'HÉPATITIS ou inflammation du foie a son siége dans la veine-porte hépatique, ou dans l'artère hépatique.

Si l'un de ces vaisseaux est enflammé, l'autre ne tarde pas à le devenir, et cet effet est une conséquence nécessaire de leurs anastomoses innombrables.

Frédéric HOFFMANN et VAN-SWIETEN pensent que l'hépatitis vraie est très-rare, à raison de la petitesse de l'artère hépatique et de la faiblesse de la circulation dans la veine-porte.

Le plus souvent, c'est à sa surface que le foie est enflammé.

Les signes de l'hépatite sont : une fièvre aigüe et continue, la soif, la gêne de la respiration, une toux sèche, des urines enflammées, la constipation, la tension douloureuse de l'hypocondre droit, laquelle simule quelquefois la douleur pleurétique et s'étend jusqu'à la gorge.

Lorsque c'est sur la membrane qui recouvre immédiatement la partie convexe du foie que se fixe l'inflammation , l'hypocondre droit est tuméfié, le pouls dur et fréquent, la douleur très-violente et augmentée par les mouvemens du diaphragme ; à ces symptômes se joignent le hoquet et l'impossibilité de se coucher sur le côté affecté.

Si l'inflammation a son siège dans la partie concave du foie , elle se manifeste par les vomissemens, l'anxiété, la tension de la partie et l'ictère.

L'hépatitis a pour causes toutes celles qui sont susceptibles de produire une inflammation quelconque et de la déterminer vers le foie ; telles sont : la bile devenue très-acrimonieuse par l'effet de chaleurs violentes, un calcul, des obstructions, un coup violent, la suppression des règles ou des hémorrhoïdes, les fortes affections de l'ame, la métastase d'humeurs rhumatismales , goutteuses , etc.

Les bains froids peuvent aussi, dans certaines circonstances, déterminer une hépatite. Les boissons froides sont encore une cause possible de cette maladie ; car le foie touche dans une grande partie de sa surface à l'estomac , et n'en est séparé que par une membrane lisse et polie qu'il emprunte du péritoine et qui le couvre dans presque toute son étendue.

Lorsque le foie est enflammé, la triple fonction de l'élaboration, de la sécrétion et de l'excrétion de la bile est altérée. D'où résulte l'ictère, la putréfaction des liqueurs et quelquefois celle des viscères abdominaux.

. La nature friable de la substance du foie, son mouvement continuel et la grande putrescibilité de la bile ajoutent au danger de la maladie.

Elle est moins grave si elle a son siège dans les ramifications de la veine-porte, que si elle réside dans les vaisseaux artériels hépatiques ; car, si l'inflammation occupe la partie convexe du foie, il est à craindre qu'elle s'empare du diaphragme.

L'hépatitis est à peine susceptible de guérison lorsqu'elle a pour principe une matière atrabilaire, ou lorsque le foie était, avant de s'enflammer, calculeux ou squirreux,

Les vomissemens de matiéres noires, les déjections alvines de même couleur et d'une odeur infecte, un hoquet continuel, une soif ardente et le froid des extrémités sont autant de signes de gangrène et d'une mort imminente. Du reste, de semblables déjections peuvent appartenir au mélange des matières avec le sang hémorrhoïdal, et alors, si elles ne sont d'ailleurs accompagnées d'aucun symptôme fâcheux, elles peuvent être salutaires.

Cette maladie, ainsi que toutes les autres inflammations, se termine par une résolution bénigne, par des évacuations critiques, par métastase, par suppuration, par un squirre ou par la gangrène.

Les évacuations critiques propres à cette maladie sont : une diarrhée bilieuse mêlée d'un peu de sang; l'hémorragie des narines, et communément de la droite; des urines acres, abondantes, épaisses et déposant un sédiment blanchâtre; des sueurs continuelles.

Lorsque le foie est obstrué, GALLIEN a observé que la bile qui regorgeait dans le sang était quelquefois entraînée au dehors par des sueurs amères.

L'hépatite peut être jugée par le flux hémorrhoïdal, lorsqu'elle a pour cause l'atrabile ou la suppression des hémorrhoïdes.

J'ai vu quelquefois l'excrétion abondante de crachats jaunes produire un soulagement marqué, quoiqu'il n'existât aucun signe apparent d'inflammation aux poumons. C'est que la poitrine, comme SARCONE (1) et plusieurs autres l'ont observé, se

____

(1) Pag. 238.

trouve par fois secrètement affectée en même tems que le foie.

Un de mes amis, qui depuis long-tems avait des obstructions squirreuses dans l'abdomen, fut attaqué d'une inflammation du foie et suffoqué par une surabondance extrême de crachats bourbeux. Cependant, douze heures avant sa mort, aucun signe n'indiquait que la poitrine participât à la maladie hépatique.

L'hépatite se termine aussi quelquefois par une métastase aux extrémités inférieures.

Il survient parfois une douleur légère à la rate; si cette douleur se fait sentir avant qu'il se soit manifesté aucun signe de suppuration, on peut en inférer que la matière stagnante dans le foie, déja rendue mobile, cherche à s'échapper par d'autres voies. Mais, si la maladie est plus avancée, et s'il n'y a aucune espérance de résolution, cette affection de la rate indique que l'hépatitis se terminera par la suppuration ou par un squirre.

Les indications curatives sont de modérer le mouvement des humeurs, d'atténuer les matières épaisses, et ensuite de les évacuer.

On doit tirer du sang avec plus de réserve dans l'hépatite que dans les autres inflammations, sur-tout lorsque le mal a son siège dans la veine porte.

Si le pouls est faible, les forces abattues et le malade ictérique, la saignée serait très-funeste.

L'application des sangsues et l'insession sur l'eau chaude sont deux moyens précieux, lorsque la maladie a pour cause l'atrabile ou la suppression des hémorrhoïdes.

Les cataplasmes, les fomentations émollientes auxquels on ajoute le savon de Venise et même, dans un cas pressant, suivant l'avis de PRINGLE, les vésicatoires aux hypocondres, produisent de bons effets.

L'usage des lavemens ne saurait être trop recommandé dans cette maladie; les matières émollientes dont ils doivent être composés, pompées en partie par les vaisseaux absorbans, vont directement et sans altération au viscère enflammé. Elles ont d'ailleurs l'avantage de fomenter doucement et efficacement l'organe malade par leur séjour dans le colon lequel avoisine le foie dans une partie de son trajet.

Les remèdes qui conviennent dans l'hépatitis, sont les fondans, les laxatifs, les rafraîchissans, comme la décoction de chiendent, d'oseille, de chicorée, de tamarin avec le sel polychreste (tartrite de soude) et le sirop des cinq racines , on la mixture (n°· 79), ou enfin un électuaire composé de rob de sureau, de pulpe de tamarin et de crystal de tartre (tartrite acidule de potasse).

Les boissons doivent être prises à doses modérées, dans la crainte de provoquer le vomissement en surchargeant l'estomac.

Si la crise s'opérait, soit par les selles, soit par les sueurs, on continuera l'usage des décoctions ci-dessus indiquées, en retranchant toutefois le sel et le tamarin qui, dans le premier cas, augmenteraient la diarrhée, ou qui, relâchant le ventre dans le second, contrarieraient l'évacuation cutanée.

Si la maladie se juge par les urines, ce qui n'est pas ordinaire, la même boisson convient encore, mais on y ajoutera un ou deux gros de sel de nitre (1).

On juge que la maladie est terminée, si les urines et la matière des déjections alvines sont naturelles, si la teinte jaune de la figure et notamment des yeux est dissipée, si l'hypocondre droit est entièrement indolent, si le malade n'éprouve

______

(1) Voy. tom. 2 , pag. 20 , note (1).

aucune anxiété après avoir fait quelque mouvement,
ni même après avoir mangé , et sur-tout enfin , si
après quelques semaines , aucun de ces symptômes
n'a reparu.

Jusque là , le malade doit être attentivement
surveillé , et ce n'est qu'après avoir détruit jusqu'aux moindres vestiges du mal que le médecin
peut-être entièrement rassuré sur ses suites ; car
les restes les plus légers de l'hépatitis , s'ils sont
négligés ou incomplètement guéris , peuvent
donner lieu aux affections chroniques les plus
graves.

Quelquefois , après que l'inflammation a cessé ,
les causes les plus légères déterminent des ictéri-
cies dangereuses et opiniâtres , sur-tout chez les
sujets atrabilaires.

On doit prescrire , en ce cas , les décoctions
fondantes les plus énergiques , les pilules avec le
savon de Venise , la gomme ammoniaque , l'extrait de rhubarbe et le sel polychreste (tartrite de
soude) (n°. 80) et l'on oindra l'abdomen avec
l'onguent d'althéa.

La continuité de ces remèdes produit quelquefois la diarrhée , laquelle augmente la faiblesse et
l'épuisement des malades. Si donc , par suite de
cet incident , on trouve le pouls débile , petit et

inégal, on abandonnera l'usage des laxatifs et des fondans, et on leur substituera une mixture composée d'extrait de quinquina et d'eau de mélisse, à laquelle on ajoutera un peu de vin, si la langueur est extrême ; on donnera pour boisson, la décoction d'orge avec l'oximel simple et le sirop de framboise.

Quoiqu'on condamne l'usage du quinquina dans les maladies accompagnées d'obstructions, il ne laisse pas d'être indiqué dans le cas présent où la dissolution des humeurs est jointe au relâchement des solides. Lorsque la diarrhée aura cessé et que les forces seront rétablies, on reviendra à l'usage des fondans ci-dessus indiqués.

Quand la maladie est terminée, les eaux de Ruitsch ou d'Eger (1) sont très-propres à prévenir une récidive.

Lorsqu'aucun signe n'annonce la résolution ou une évacuation critique de la matière morbifique, que la fièvre persiste légèrement, que le malade

______

(1) Les eaux d'Eger ainsi que les eaux congénères de Ruitsch peuvent être remplacées par celles que nous avons désignées, t. 2, pag 205, (note 1). Voy. *D. Jos. henric.* SCHULTZII *thes. de mat. med. pag.* 7, §. XXVI. (*Note du traducteur.*)

éprouve de tems à autre des frissonnemens vagues, etc., la suppuration s'établit (1).

L'abcès étant formé, ou il détruit toute la substance du foie, et alors il cause l'ictere, la consomption, la tympanite, la diarrhée colliquative, la mort ; ou il s'ouvre dans l'abdomen, et la matière épanchée putréfiant tous les viscères contenus dans cette capacité produit une ascite mortelle ; quelquefois le pus corrode la veine porte, et au moment où elle se rompt le malade périt. Enfin, il arrive aussi que la matière purulente portée au duodenum par le canal cholédoque est évacuée par le vomissement ou par les selles.

Lors même que le pus est de bonne nature, le danger ne laisse pas d'être très-grand, mais si la matière de l'abcès est ichoreuse et fétide, la mort est inévitable.

Les remèdes les plus convenables, dans cette circonstance funeste, sont les détersifs et les anti-putrides, tels que le petit-lait préparé avec

____

(1) S'il se forme un abcès au foie, une douleur aigüe se fait sentir à la gorge et jusqu'au sommet de l'épaule droite (Hipp.) (*Note du traducteur.*)

l'esprit de vitriol (acide sulfurique étendu d'eau), ou l'alléluia.

Si la faiblesse est extrême, de légères doses d'extrait de quinquina produiront parfois de bons effets.

Il arrive aussi que la matière purulente est chariée dans le sang par la veine-cave.

Si cette transition s'opère lentement et d'une manière insensible, et si la condition du pus n'est pas très-mauvaise, le malade peut-être sauvé par une métastase de la matière purulente sur quelques parties non-essentielles à la vie, ou par quelqu'évacuation critique, les urines, etc.

Mais ces métastases sont rarement salutaires ; car, si le pus se porte aux poumons, et s'il est trop épais pour être expectoré, il suffoque le malade ; s'il est d'une qualité très-acrimonieuse, il porte le trouble et le désordre dans les fonctions.

On recommande en ce cas l'usage du petit-lait préparé avec l'oseille, les bouillons de viande auxquels on ajoute les sucs de citron ou d'orange, les vins du Rhin, la décoction de pain, de riz, d'avoine, avec l'esprit de nitre dulcifié (alcohol nitrique) ou la liqueur minérale anodyne.

On vante aussi l'usage des eaux minérales qui, à raison de leur grande mobilité, pénétrant dans

presque tous les vaisseaux , les détergent et entraînent , ou par les selles , ou par les urines, les
humeurs qui s'y trouvent.

Mais il faut remarquer que l'hépatitis est le
plus souvent accompagnée d'une extrême faiblesse ,
et tous les praticiens sont d'avis que ces eaux , si
salutaires d'ailleurs , ne sont d'aucune utilité, toutes
les fois qu'il y a une défection aussi notable des
forces.

Si l'abcès se forme vers l'extérieur , il doit être
ouvert promptement.

Lorsque le pus est égal , inodore , d'une bonne
couleur (1) , il reste quelque espérance de salut;
si, au contraire , la mort est certaine.

S'il se manifeste une tumeur à la région de la

---

(1) Suivant HIPPOCRATE un abcès à la région du foie est
mortel , si , lorsqu'il est possible d'en faire l'ouverture par le
caustique ou par le fer, le pus qui s'en écoule est de couleur
de marc d'huile , *velut amurca* ; parce qu'alors, dit-il, c'est
la substance même du foie qui est en dissolution. D'où il résulterait qu'un abcès dans le parenchyme même de ce viscère serait constamment mortel ; car , dans ce cas, c'est sa
propre substance qui est en suppuration. Cependant on a vu
quelquefois , quoique bien rarement à la vérité , des malades
en appeler de ce jugement. (*Note du traducteur.*)

vésicule du fiel, on doit rechercher avec soin, si elle est produite par un dépôt purulent dans cet organe, ou si elle n'est qu'une tuméfaction de cette même partie.

Les signes propres à fonder le diagnostic, en cette circonstance, ont été très-bien décrits par VAN-SWIETEN; la suppuration de la vésicule du fiel, dit-il, est annoncée par une douleur pulsative à la partie, par des frissonnemens vagues, plus fréquens et plus prolongés qu'ils ne le sont ordinairement dans le cas de suppuration interne; si la tumeur est formée par un abcès, elle n'est pas aussi circonscrite que lorsque la vésicule est tuméfiée par une autre cause; la fluctuation ne se fait pas sentir dès les premiers instans, et lorsqu'elle se manifeste, c'est seulement en premier lieu au centre de la tumeur dont la circonférence est encore dure et rénitente.

On reconnaît que l'hépatitis se termine par un squirre, par la tuméfaction (1) et la dureté de la

---

(1) La tuméfaction de la partie n'est pas un symptôme essentiel du squirre, et on sait, au contraire, qu'il arrive quelquefois que le foie, par exemple, lorsqu'il est squirreux, est moins volumineux qu'il ne l'était dans l'état de santé. (*Note du traducteur.*)

partie,

partie, par l'ictéricie, par un sentiment de pésanteur à la région du foie, par la gêne de la respiration, les anxiétés et par l'intensité plus grande de tous ces symptômes, chaque fois que les malades ont pris de la nourriture.

On peut en ce cas tenter les fondans tels que les sucs de chiendent, de pissenlit, de chicorée, si la saison permet ce genre de remède ; si non, on y suppléera par de fortes décoctions de ces mêmes plantes (1). Il faut prendre garde au reste que l'usage peu mesuré des fondans ne porte trop d'irritation et ne fasse dégénérer le squirre en cancer.

Si ces moyens sont infructueux, on se contentera de prescrire un genre de vie convenable ; car, à l'aide d'un régime méthodique, les malades peuvent exister long-tems avec un squirre, sans en être incommodés.

On a vu naître quelquefois, à la suite d'un ictère ancien, des douleurs horribles dans l'abdomen, et les malades rendre par haut et par bas

____

(1) Ou mieux encore par leurs extraits. (*N. du trad.*)

une grande abondance de sang; d'où les défaillances et la mort. Il est vraisemblable qu'en ce cas, les vaisseaux ont été corrodés par un ichor acre et de nature cancéreuse.

CHAPITRE XX.

DE LA GASTRITIS.

Les symptômes de la gastritis ou inflammation de l'estomac, sont, une douleur ardente et fixe dans cet organe, le vomissement après avoir pris quelque chose que ce soit, une anxiété énorme à la région précordiale, la soif, le hoquet et une fièvre aiguë et continue. Quelquefois cependant, lorsque la maladie a pour cause le poison, le pouls est faible et comme anéanti par la violence des douleurs et par les syncopes.

L'inflammation des parties voisines de l'estomac, celle du foie, par exemple, ou du pancréas a des symptômes si ressemblans à ceux de la gastritis, que le diagnostic en devient nécessairement difficile et incertain. Ce qui accroît encore la difficulté, ce sont, dans le même homme, les positions diverses de l'estomac, suivant que ce viscère est plus ou moins distendu par les vents, par les alimens, ou par les boissons.

Le symptôme que Van-Swieten regarde comme un signe presque pathognomonique de la gastritis

est l'exacerbation de la douleur après avoir avalé ,
même en petite quantité , les substances que l'estomac supportait le plus facilement autrefois ; et
en effet , si l'inflammation est fixée dans les parties
voisines , la douleur de ces mêmes parties est à la
vérité aggravée par la distension du ventricule ,
mais non pas d'une manière aussi soudaine , sur-
tout si les malades prennent peu à la fois , que
lorsque le mal reside dans l'estomac même.

On a rarement vu des gastritis qui ne fussent
point accompagnées de vomissemens (1).

Les symptômes de l'inflammation des muscles
épigastriques sont , à raison du voisinage , à-peu-
près les mêmes que ceux de la gastritis ; mais cependant ils sont moins violens , suivant la remarque de SAUVAGES (2). D'ailleurs , dans le premier
cas , l'enflure est plus manifeste , la peau plus sensible au toucher , et la douleur occasionnée par
une distension légère du ventricule , moins vive
et moins prompte. Dans l'inflammation de l'estomac , la tumeur est moins apparente , et la tension et la douleur sont plus profondes.

____

(1) HALLER , opusc. , path. observ. XIV , hist. III.
(2) Nosol. method. , tom 2, part. 1 , pag. 470.

Au reste, il en est de ces maladies, comme de plusieurs autres, ainsi que nous l'avons déja fait observer plus d'une fois ; et quand bien même on les confondrait, il n'en résulterait aucun inconvénient dans la pratique ; car, dans les unes et les autres, les moyens de curation sont les mêmes.

Les causes de la gastritis sont : l'inflammation des parties voisines, les substances acres reçues dans l'estomac, les vomitifs, les purgatifs drastiques, les poisons, les miasmes de la petite vérole, de la rougeole, la répercussion d'une humeur arthritique, la suppression d'une hémorragie habituelle.

Dans les cadavres de ceux qui sont morts d'une fièvre putride, assez souvent on trouve l'estomac légèrement enflammé, lorsqu'on a négligé de faire vomir les malades.

Mais la cause la plus fréquente peut-être de la maladie dont il s'agit, est la boisson très-froide prise en grande quantité et tout-à-coup, lorsqu'on éprouve une grande chaleur. VAN-SWIETEN, a vu périr un homme dans les plus cruelles anxiétés, à la suite d'une semblable imprudence, et peu d'heures après l'avoir commise.

HOFFMANN rapporte plusieurs exemples de gastritis produites par cette même cause. Il observe aussi que cette maladie est souvent suscitée par les émétiques ou par les purgatifs que donnent certains médecins à la suite d'un violent accès de colère, afin, suivant leur raisonnement, de chasser de l'estomac la bile mise en action par ce mouvement impétueux de l'ame.

Les malades sont dans le plus grand danger, quand ils peuvent à peine avaler les remèdes.

La gastritis se termine, ainsi que les autres maladies congénères, par résolution, par suppuration et par la gangrène. Cette dernière terminaison est souvent l'effet des remèdes spiritueux et des stomachiques donnés à contre-tems, au commencement de la maladie ou dans son cours.

On commencera le traitement de la gastritis par une ample saignée qu'on répétera autant que les circonstances l'exigeront.

Mais, si le pouls est faible, inégal, si le malade est dans un état convulsif, s'il éprouve des défaillances et si la déglutition est bruyante, on s'abstiendra de tirer du sang.

On doit faire un fréquent usage des lavemens rafraîchissans. On appliquera des fomentations émollientes et résolutives sur la région de l'estomac; et si, après avoir suffisamment désempli les

vaisseaux, le pouls est petit et faible, les vésicatoires sont indiqués.

On recommande aussi les bains, mais les malades les supportent à peine, à cause des anxiétés
et de l'agitation continuelles qu'ils éprouvent.

Puisque, une fois qu'elle est formée, il est si
difficile de remédier à la gastritis, il ne sera pas
hors de propos d'indiquer ici les divers moyens
qui, en égard aux différentes causes qui peuvent
la faire naître, sont les plus propres à la prévenir.

Si un malade, après avoir mangé des champi-
gnons vénéneux, commence à vomir, il est urgent
de vider l'estomac par un émétique, avant que
l'inflammation soit formée (1).

Si on omet de recourir à tems à ce moyen péremptoire, nonobstant l'abondance des boissons

---

(1) Comme les instans, en pareille occurence, sont très-pré-
cieux, qu'on n'est pas toujours pourvu d'émétique, et que le
retard qu'entraînerait le soin de s'en procurer, pourrait être
fatal au malade, on peut, dans ces cas urgens, suppléer aux
vomitifs usités par le tabac en poudre, dont on donnera
d'abord une pincée dans un verre de boisson, puis une seconde, une troisième, etc., jusqu'à ce qu'on ait obtenu un effet
suffisant, ou qu'on ait à sa disposition un vomitif plus puissant
et plus sur. (*Note du traducteur*).

délayantes, les convulsions et la mort ne tarderont pas d'arriver.

Si, à la suite d'un émétique, les vomissemens se perpétuent d'une manière inquiétante, ou s'ils sont déterminés par l'effet d'un purgatif drastique et, si en même tems la région de l'estomac commence à devenir douloureuse, on prescrira le lait coupé avec l'eau, des bouillons peu succulens, mais gras, dont le malade boira en très-grande abondance, afin de laver l'estomac, et d'envelopper et entraîner l'acre qui quelquefois s'attache à sa tunique interne; c'est ce que reconnut Frédéric HOFFMANN (1), à l'ouverture du cadavre d'un homme qui périt après avoir pris huit grains de verre d'antimoine (oxide d'antimoine sulfuré vitreux).

Dans l'empoisónnement par le sublimé corrosif (muriate de mercure corrosif), MACBRIDE (2) conseille, pour prévenir l'inflammation de l'estomac, s'il en est encore tems, de faire boire coup sur coup une dissolution d'une once de sel de tartre

---

(1) Opusc. path. decur. II, dissert. VII, pag. 436.

(2) Systematische anleitung in die arzneykunde zweyt., theil, pag. 715.

(carbonate de potasse non saturé), dans huit livres d'eau.

Si déja l'estomac est enflammé, c'est aux décoctions d'orge, d'avoine, de guimauve, au petit lait, auxquels on ajoute un peu de nitre, qu'il faudra recourir.

Le nitre à fortes doses, tous les acides et même les acidules augmenteraient l'irritation. Leur usage doit être interdit.

Pour nourrir le malade, on pourra ajouter un jaune d'œuf aux boissons qu'on ne donnera qu'à doses légères, mais souvent répétées ; car on doit craindre d'irriter la douleur et le vomissement par la distension de l'estomac.

Les parégoriques donnés en vue de remédier au vomissement seraient nuisibles dans la gastritis, soit parce qu'au lieu de le calmer, ces remèdes le provoquent au contraire chez certaines personnes, soit parce que l'opium disconvient généralement dans les maladies inflammatoires, pour les raisons que nous avons exposées déja plusieurs fois.

Dans les animaux qu'on fait périr par les narcotiques, on trouve l'estomac enflammé, et TRALLES (1) rapporte qu'ayant injecté dans la

____

(1) Tom. 3, pag. 184.

jugulaire d'un chien une dissolution d'opium, elle fit naître une forte inflammation dans le ventricule et dans les intestins.

Peut-être l'usage de l'opium était-il autrefois plus commun dans les maladies inflammatoires, car on le regardait comme un raffraîchissant du quatrième degré.

Lorsque l'inflammation de l'estomac a pour cause la métastase d'une humeur exanthématique, on se comportera conformément à la méthode établie au chapitre des *miliaires*.

VOGEL (1) prescrit avec raison, en pareil cas, l'application d'un large vésicatoire à la région épigastrique.

Si la gastritis n'est pas assez violente pour faire craindre la gangrène, ni assez légère pour donner lieu d'espérer la résolution, on doit s'attendre à la suppuration, laquelle s'annonce par la rémission de la douleur, par le frisonnement et par un sentiment de pésanteur dans l'estomac.

Lorsque la vomique est ouverte, le pus s'évacue

-----

(1) De cognosc. et curand. præcip. corp. hum. affect., pag. 159.

parfois, au grand soulagement du malade, par le vomissement et par les selles.

D'autrefois, lorsque l'estomac a contracté quelques adhérences avec le péritoine, l'abcès s'ouvre par les tégumens, et donne lieu à une fistule par laquelle, le reste de la vie, une partie des boissons et des alimens s'échappe à mesure qu'ils sont avalés.

L'ulcère de l'estomac détermine quelquefois un vomissement de sang et une hémorrhagie mortels.

Quand on soupçonne que la vomique est formée, ce sont les émolliens qu'il faut employer; lorsqu'elle est ouverte, on doit mettre en usage les détersifs et les consolidans.

Ainsi que ces derniers remèdes, les substances nourrissantes doivent être employées avec réserve et discrétion, dans la crainte de dilacérer, par la distension de l'estomac, les parties qui commençaient à se réunir.

La nourriture doit être composée de riz, d'orge, de bouillons et de pain. Les lavemens nutritifs sont aussi très-utiles en ce cas.

On juge que la maladie s'est terminée par un squirre si, le tems de la résolution et de la suppuration étant écoulé, il reste néanmoins un poids dans l'estomac, et si le malade vomit de tems à autre, après avoir mangé.

On peut subsister long-tems avec un squirre de cette espéce, quoiqu'en pressant et tiraillant sans cesse les parties voisines par son volume et par son poids, il soit une cause perpétuelle de mal-aise et de souffrance. Mais, si, par laps de tems, ou par l'effet de médicamens trop acres et trop irritans, il dégénère en cancer, alors les douleurs deviennent atroces.

Si le squirre est récent, deux gros de savon de Venise, pris chaque jour pendant plusieurs mois (1),

---

(1) On comprend qu'on ne peut arriver que graduellement à une pareille dose de savon. On doit commencer à en donner six ou huit grains par jour, on montera ensuite à douze, à seize grains et progressivement à un scrupule, un demigros, etc. Il sera rarement possible d'aller jusqu'à la dose indiquée par l'auteur. Très-souvent à un seul gros, et quelquefois à une dose beaucoup moindre, il fatigue et tourmente l'estomac. Il a d'ailleurs l'inconvénient de produire par son trop long usage une sorte d'affection scorbutique, qui se manifeste par la tuméfaction et le saignement des gencives, les lassitudes, la bouffissure générale, etc. C'est pourquoi il est prudent d'y ajouter, dans la proportion d'un à 4 ou 5, l'aloës, la rhubarbe, ou quelque extrait de plantes anti-scorbutiques ; à l'aide de ces additions, les malades pourront sup-

ont été quelquefois très-efficaces ; car ce remède, quoique très-doux , ne laisse pas d'être le fondant le plus puissant. Si , cependant , on s'appercevait qu'il augmentât la douleur , il faudrait à l'instant y renoncer, et on pourrait y substituer l'extrait de cigüe , à l'aide duquel on a obtenu parfois la solution de certaines indurations squirreuses.

Les eaux de Spa ou toutes autres de ce genre (1) sont aussi très-salutaires ; elles fondent merveilleusement, sans être cependant trop acres ni trop irritantes.

---

porter plus long-tems et à plus fortes doses, l'usage du remède principal. (Voy. DESBOIS, mat. med.). (*Note du traducteur.*)

(1) Elles sont , comme on sait , ferrugineuses , spiritueuses. (*Note du trad.*)

CHAPITRE XXI.

DE LA COLIQUE.

On entend par colique, toute douleur des intestins. La colique se divise en différentes espèces, eu égard à ses causes et à ses symptômes divers.

Ainsi, on distingue des coliques périodiques, épidémiques, inflammatoires, bilieuses, pituiteuses, venteuses, spasmodiques, stercorales, la colique des peintres et celles qui ont pour cause la suppression des menstrues ou des hémorrhoïdes, les hernies, les vers, et les tumeurs contre nature (1).

Quoique je me sois proposé de parler uniquement des maladies inflammatoires, je traiterai cependant ici des coliques venteuses et bilieuses ; car souvent on prend pour venteuse celle qui est inflammatoire, d'où dérive un traitement opposé à la véritable indication ; il n'est pas rare non plus

______

(1) Il est encore des coliques hystériques, hypocondriaques, scorbutiques, véroliques, etc. (*Note du trad.*)

que la colique bilieuse se termine par une inflammation des intestins , sur-tout si elle n'est pas
traitée conformément aux règles de l'art. SPIGEL
LIUS a observé que dans tous les cadavres de ceux
qui étaient morts de coliques , les viscères abdominaux étaient enflammés.

DE LA COLIQUE
INFLAMMATOIRE OU ENTÉRITIS.

Toutes les causes inflammatoires , si leur action
est dirigée sur les intestins , peuvent faire naître
la maladie dont il s'agit. Tels sont : l'air et les
bains froids , au moment sur-tout où le corps est
très-échauffé , les poisons, les purgatifs drastiques,
les évacuations sanguines supprimées , l'excès des
boissons spiritueuses, les hernies avec étranglement,
une matière acre, dyssentérique , putride , etc.

LUDWIG (1) rapporte que, dans les ouvertures
des cadavres de ceux qui sont morts à la suite de
fièvres continues , malignes ou exanthématiques ,
il est rare de ne pas trouver quelques portions des

____

(1) Instit. medic. clinic. 155.

Intestins enflammées, bien que, dans le cours de ces fièvres, les malades n'aient éprouvé aucune douleur très-sensible dans ces parties.

On peut, avec quelque fondement, compter au nombre des causes de la colique inflammatoire le défaut d'une portion d'épiploon, dont les fonctions consistent à couvrir les intestins, à entretenir leur chaleur et à les lubrifier (1).

----

(1) « L'idée la plus satisfaisante qu'on ait sur l'usage de l'épiploon, dit SABATIER, c'est qu'il sert à remplir les vides que l'estomac et les intestins laissent entre eux, à la partie antérieure du bas-ventre ». (Voy. traité complet d'anatomie, tom. 2, pag. 380). L'opinion de ce célèbre anatomiste n'eût-elle d'autre appui que le nom de son auteur, deviendrait déja, par cela seul, une autorité imposante ; elle est d'ailleurs, basée sur des faits et des raisonnemens qui la rendent aussi probable qu'elle puisse l'être. Mais cette fonction de l'épiploon est-elle la seule qu'on puisse raisonnablement lui attribuer ? Ne pourrait-on la concilier avec celles que QUARIN et plusieurs autres ont assignées à cet organe, et serait-il si peu vraisemblable de supposer que cette partie membraneuse et graisseuse, en même-tems qu'elle sert à remplir les vides qui, dans certaines circonstances se trouvent entre les différentes portions intestinales et entre celles-ci et l'estomac, est également destinée à lubrifier les viscères abdominaux et à les protéger contre l'action du froid extérieur ? A les lubrifier : l'organisation de l'épiploon et son état de lubréfaction

L'inflammation

L'inflammation des intestins grêles est bien plus fréquente que celle des gros intestins, suivant l'observation de VAN-SWIETEN. Ces derniers, destinés à servir de réservoir et d'égout aux matières

---

habituelle ne permet pas de douter qu'il ne lubrifie à son tour les parties avec lesquelles il est incessamment en contact. A les défendre de l'action du froid extérieur : l'histoire du gladiateur rapportée par GALLIEN, s'est renouvelée autrefois sous mes yeux, dans la personne d'un soldat, qui dans un combat particulier avait reçu un coup de sabre à l'épigastre ; les secours de l'art furent tardifs, et ce ne fut que trente-six heures après l'action qu'ils purent être administrés. Une portion d'épiploon sortait par la blessure, et ce fut envain qu'on essaya de la réduire, on ne parvint pas même à ralentir les progrès de l'inflammation, et des indices de gangrène commençaient à se manifester ; il fallut, après avoir dilaté la plaie, emporter avec l'instrument tranchant la portion épiploïque déja en partie désorganisée. Le malade guérit assez promptement, et dans les trois mois qui suivirent, et après lesquels je le perdis de vue, chaque fois que je le rencontrais, il se plaignait du froid incommode qu'il éprouvait de tems en tems à la partie opérée. Qu'il n'en ait pas été ainsi dans tous les cas, je le conçois, l'embonpoint du sujet, une sensibilité moindre, une saison plus chaude, plus d'aisance, des soins plus recherchés, enfin, le concours d'une multitude de circonstances accidentelles difficiles à déterminer, ont pu être cause de cette différence. Le chirurgien qui avait opéré le soldat qui fait le sujet de l'observation que j'ai cru

excrémentitielles naturellement acres et déja parvenues à un état de putréfaction, ont dû, par cette raison, être pourvus par la nature d'une moindre sensibilité. Les intestins grêles plus délicats doivent être aussi plus facilement affectés. D'ailleurs les substances irritantes de leur nature ou devenues telles par leur séjour dans l'estomac, exercent nécessairement et en premier lieu leur action sur les intestins grêles, avant de parvenir aux gros intestins.

---

devoir consigner ici, me dit avoir, une fois déja, remarqué le même phénomène, et j'ai lieu de croire qu'il s'est répété dans beaucoup d'autres occasions. J'ai encore sous les yeux un homme qui ayant reçu, en Italie, un coup de poignard à la region iliaque gauche, éprouva long-tems après sa guérison un sentiment de froid dans toute cette région, ce qui peut-être probablement attribué à la lésion de l'épiploon et à son émaciation consécutive.

Enfin, le sentiment de ceux qui pensent que les personnes replètes, sont moins sensibles au froid, *et vice versa*, n'est-il qu'un vain préjugé ? Je ne le pense pas, et l'observation journalière ne paraît laisser aucune incertitude à cet égard. Or, si tel est un des emplois du tissu adipeux, tout porte à croire que l'épiploon doit jouir de la même faculté, car les fonctions de l'un sont en partie communes à l'autre, et les rapports qui existent entre eux s'étendent même jusqu'à leur organisation. (*Note du traducteur.*)

L'entéritis s'annonce par le frisson auquel succède la douleur de l'abdomen, douleur qu'augmente le toucher et qui s'accroît d'une manière atroce lorsqu'elle est irritée par la présence des matières amassées dans la capacité des intestins, ou par les vents lorsqu'ils refluent à la partie enflammée et la distendent.

L'abdomen se tuméfie insensiblement, on y éprouve un sentiment d'ardeur brûlante, semblable à celui que ferait naître l'application du feu. Le pouls est dur et prompt, l'urine rouge et la soif dévorante. Quelquefois les malades rendent quelques matières ténues par l'anus, mais plus fréquemment les excrétions alvines sont supprimées.

Quand ce sont les intestins grêles qui sont enflammés, les nausées et les vomissemens sont plus fréquens ; généralement les malades vomissent, plutôt ou plus tard, suivant que le siége de l'inflammation est lui-même plus ou moins rapproché de l'estomac.

L'inflammation du colon imite quelquefois la pleurésie et l'hépatitis ; car la douleur qui accompagne la première de ces maladies se propage parfois jusque sous les côtes.

L'inflammation du rectum développe tout l'appareil des symptômes hémorrhoïdaux comme le ténesme , le stillicidium des urines , la constriction de l'anus , etc.

L'entéritis diffère de la colique néphrétique par la constipation, par l'exacerbation des symptômes, chaque fois que les malades prennent quelque chose , et parceque les urines sont plus saturées dans cette dernière maladie.

Le pronostic varie en raison du tempérament du sujet, du siège de la maladie , de son intensité et de la violence de ses symptômes.

L'inflammation des gros intestins est moins grave que celle des intestins grêles , soit parce que la structure des premiers semble annoncer plus de force et promettre plus de résistance , soit parce que l'inflammation des gros intestins est moins sujette et moins prompte à gagner les intestins grêles que celle des intestins grêles à se communiquer aux gros intestins. D'où il suit que, dans le premier cas , la maladie occupant une moindre surface , comporte aussi moins de danger. Enfin , lorsque l'entéritis a son siége dans les gros intestins , les lavemens agissant immédiatement sur les viscères enflammés sont nécessairement plus efficaces.

Plus la soif est ardente et la douleur aigüe , plus le danger est pressant.

La constipation accompagnée de vomissemens opiniâtres est bien plus à redouter que la diarrhée.

L'entéritis qui survient pendant la grossesse est alarmante ; car, au danger essentiellement attaché à cette cruelle maladie, se joint celui de la fausse couche ; la constipation, les vomissemens et tous les autres symptômes sont d'ailleurs aggravés par l'action que la matrice plus volumineuse exerce sur les intestins comprimés.

Le pouls faible et inégal, les sueurs froides, la diminution de la douleur sans cause apparente, les excrémens ténus, ichoreux et qui s'échappent à l'insçu du malade, la sécheresse de la langue, les hoquets, l'obscurcissement de la vue et les défaillances, sont les symptômes d'une mort prochaine.

L'entéritis se termine par la voie de la résolution, par une diarrhée bénigne, sanguinolente, ou bilieuse, par la suppuration, par la gangrène ou par un squirre.

L'inflammation des gros intestins, et notamment du rectum, est quelquefois emportée par le flux hémorroïdal.

On commencera le traitement par une ample saignée, qu'on répétera suivant l'état des forces et l'exigence des symptômes.

On ne doit point asseoir le diagnostic uniquement sur l'état du pouls; car la violence extrême des douleurs le rend quelquefois petit et faible, quoique les forces soient d'ailleurs excessives.

Si le tempérament, l'âge, les circonstances qui ont précédé la maladie semblent contr'indiquer une saignée abondante, on la fera d'abord légère, et si le pouls se relève à la suite de cette première évacuation, on se hâtera de saigner de nouveau et sans ménagement.

S'il survient des hémorrhoïdes, et si elles ne fluent point, on appliquera des sangsues à l'anus (1).

---

(1) Dans les cas graves et pressans, et dans tous ceux où il existe une pléthore générale, si on veut tirer tout le fruit possible de l'usage des sangsues, on commencera, si la chose est praticable, par désemplir le systême des vaisseaux par une saignée du bras ou du pied, suivant la nature et le besoin des circontances ; précaution parfois bien essentielle, dont l'omission rend souvent nul l'effet des sangsues, et faute de laquelle même, elles ne font quelquefois qu'augmenter l'engorgement local. Mais si la saignée par la lancette ne peut-être pratiquée sans inconvénient, et si après les avoir appliquées une première fois, l'effet en est insuffisant, nul, ou même nuisible, souvent à l'aide d'une seconde application, on obtiendrait un succès complet. (*Note du traducteur.*)

Après avoir pratiqué les saignées convenables , on insistera sur l'usage fréquent des lavemens ; et, dans le cas même où l'inflammation résiderait dans les intestins grêles, ces intestins ne laisseront pas de participer au bienfait du remède , quoique celui-ci ne puisse pénétrer dans leur capacité ; car les gros intestins remplis de la matière des lavemens baignent et fomentent doucement les parties voisines par la vapeur émolliente qui s'en exhale de toute part.

Il est rare que la constriction de l'anus soit telle qu'elle ne permette pas l'introduction de la canule. Si cependant ce cas se présentait , il faudrait oindre cet orifice avec les substances les plus onctueuses ou chercher à le relâcher par les bains de vapeurs et l'insession sur l'eau chaude.

Il convient d'ajouter au premier lavement le miel mercurial ou la manne , pour purger doucement les gros intestins et les débarasser des matières ou des vents qu'ils contiennent.

Les suivans doivent être purement émolliens , et on doit en continuer l'usage dans le cas même où le ventre serait relâché.

Je préfère la décoction de graine de lin et de racine de guimauve (n°. 81) aux substances huileuses qui , retenues dans les plis des intestins , rancissent promptement par la chaleur du lieu et, loin d'adoucir et de calmer l'inflammation ; l'irritent au contraire par l'acrimonie qu'elles contractent.

La saignée doit précéder les lavemens ; car l'expérience nous apprend qne les moins efficaces le sont davantage , après l'usage de ce premier moyen , que ne ne le sont les plus puissans avant d'y avoir recouru.

Lorsque l'inflammation réside dans les gros intestins, les lavemens ne doivent pas excéder une demi-livre; de cette manière les malades les retiennent plus long-tems , et on n'a point à craindre d'irriter la douleur par une trop grande distension des viscères enflammés.

Les lavemens doivent être donnés avec précaution , et l'on doit éviter , en les administrant , d'employer une trop grande force d'impulsion ; car on s'exposerait à refouler jusque dans l'S du colon les vents contenus dans la portion du canal intestinal qui précède cette double courbure , laquelle comprimerait à son tour les intestins grêles.

On appliquera sur le ventre et on continuera sans interruption l'usage des fomentations émollientes auxquelles on ajoutera le savon de Vénise.

Il faut veiller à ce que ces applications ne

deviennent, par leur poids, une nouvelle cause de douleur.

Les bains et les demi-bains peuvent rarement être employés ; car les malades, tourmentés sans cesse par la violence des douleurs, changent perpétuellement de situations et, pour l'ordinaire, sont encore plus angoissés dans le bain.

Les remèdes internes sont les émulsions, la décoction de racine de chiendent, de guimauve, édulcorée avec le sirop de cette dernière plante ou celui de grande consoude. Le miel et l'oximel provoquent la nausée chez certaines personnes et pourraient déterminer le vomissement.

On ajoutera le nitre à cette décoction, mais à très-petite dose, dans la crainte d'augmenter l'irritation.

Après avoir mis en usage les moyens de curation indiqués jusqu'ici, si les malades sont tourmentés par des envies de vomir, c'est une nécessité de recourir aux parégoriques, dont on donnera une légère dose de tems en tems, pour remédier à l'affection spasmodique, calmer les vomissemens et aider l'estomac à supporter les boissons prescrites.

Quelques médecins préfèrent, non sans raison, de donner l'opium en lavement, attendu que, pris par la bouche, ce médicament, chez plusieurs malades, excite le vomissement.

Les parégoriques, suivant l'avis de VAN-SWIETEN, ne conviennent qu'après avoir saigné suffisamment et avoir fait un usage convenable des lavemens, de manière à borner les progrès de l'inflammation ; autrement l'opium et tous les remèdes de ce genre pourraient facilement déterminer la gangrène.

Si après avoir désempli les vaisseaux, la douleur continue, si le pouls devient tremblotant, petit, inégal, c'est le cas d'appliquer des vésicatoires sur le ventre et aux extrémités; on peut essayer de donner le camphre à dose moderée. On pourrait aussi le mêler aux lavemens émolliens auxquels on ajoutera les fleurs de camomille.

Lorsque l'inflammation ne se termine, ni par la voie de la résolution, ni par les évacuations critiques, et que d'ailleurs rien n'indique le danger de la gangrène, on doit s'attendre à la suppuration, laquelle est annoncée par les frissonnemens vagues et les autres symptômes décrits aux chap. de la *pleurésie*, de la *péripneumonie*, etc.

Il est plus facile de remédier à la suppuration du rectum qu'a celle des autres intestins, par la raison que cette partie est, jusqu'à un certain point, soumise au tact.

S'il se forme un abcès dans les autres divisions du canal intestinal, et s'il tarde à s'ouvrir, le pus rendu plus ténu par son séjour prolongé, peut passer dans la masse des humeurs et faire naître une cacochymie purulente.

Si la vomique s'ouvre dans la cavité abdominale, elle produit une diarrhée ichoreuse ou une fièvre lente, mortelles. Si le pus se répand dans la capacité des intestins, il donne matière à une diarrhée purulente plus ou moins opiniâtre, suivant l'étendue et le volume de l'abcès et suivant la condition de l'humeur qu'il contient.

Il arrive quelquefois qu'à la suite d'un dépôt formé dans la tunique cellulaire des intestins, celle qu'on nomme villeuse se détache par lambeaux, et est rendue par l'anus sous la forme d'une portion intestinale, non sans effrayer beaucoup et le malade et ceux qui l'assistent, lesquels prennent cette membrane pour l'intestin lui-même, et perdent tout espoir de salut.

On insistera sur l'usage des émolliens, si on reconnaît que la suppuration commence à s'établir.

On prescrira aux malades, dans un but nourrissant, le petit lait, le bouillon de viande dans lequel on aura cuit les racines de scorsonère, de chervi, de chicorée, etc., et on en continuera l'usage après la rupture de l'abcès.

Les bouillons doivent être passés au tamis, car rien de solide ou d'épais ne doit être introduit dans les intestins jusqu'à ce que l'ulcère soit cicatrisé.

On fera, en même tems, un abondant usage de l'infusion vulnéraire (n°. 82), composée d'aigremoine, de véronique, de verge d'or et de mille-pertuis, soit pour tempérer, en les délayant, l'acreté des humeurs et particulièrement de la bile qui se porte aux intestins, et diminuer l'irritation qu'elle cause à la partie ulcérée, soit pour purger la matière purulente qui pourrait s'être mêlée au sang par la voie de la résorption.

Le lait convient peu dans cette maladie, à cause de sa grande disposition à l'acescence et de l'abondance des matières excrémentitielles qu'il produit, comme on le voit dans les enfans dont le lait maternel est la seule nourriture.

Si la suppuration se soutient avec abondance, le malade s'émacie et ses forces s'épuisent chaque jour davantage ; la décoction d'écorce du Péron et d'aigremoine sont en pareil cas d'un grand secours.

Le quinquina en substance aurait l'inconvénient de serrer le ventre ; car, pendant son usage, les malades ne rendent ordinairement que des matières dures et noires, semblables à des crottes de chèvres (1).

Quand la suppuration est tarie, les eaux minérales ferrugineuses, celles de Spa, par exemple, accélèreront, par leur astriction légère, la cicatrice de la partie ulcérée.

(1) L'opinion de l'auteur sur cet effet du quinquina en substance est sujette à un grand nombre d'exceptions, et j'ai souvent observé que cette écorce, donnée sans addition, soit en poudre délayée dans un liquide quelconque, soit sous forme d'opiat, non-seulement ne produisait pas de constipation, mais encore occasionnait une diarrhée consécutive qui entraînait le remède trés-promptement ; et plus d'une fois, j'ai été obligé par cette raison d'en suspendre l'usage, et même d'y renoncer, ou du moins de lui adjoindre quelques substances propres à obvier à cet inconvénient. Car j'ai encore remarqué, que lorsqu'il dévoyait, quelque bien indiqué qu'il fût d'ailleurs, le remède n'ayant pas le tems d'agir ne produisait pour l'ordinaire aucun résultat satisfaisant. En pareil cas, je le mêle avec une légère dose de diascordium délayé dans un liquide approprié, ou j'y ajoute un peu de sima-rouba, ou de laudanum de Sydenham, si les circonstances de la maladie le permettent, etc. La gomme kino dont nous avons parlé (tom. 2, pag. 139, note 1), peut aussi jouer son rôle dans le cas dont il s'agit. (*Note du traducteur.*)

Lorsque, depuis quelques jours, les déjections ont cessé d'être purulentes, et que le ventre est entièrement indolent, on doit conduire graduellement le malade à l'usage d'alimens solides, tels que l'orge, le riz, le pain, la chair des jeunes animaux, etc., jusqu'à ce qu'il soit rendu à son genre de vie habituel.

La gangrène des intestins est toujours ou presque toujours incurable.

Cependant, on a vu des malades, et il existe plusieurs observations de ce genre, à qui, on avait dû retrancher une portion notable du tube intestinal gangréné et qui, non seulement ont survécu, mais même n'ont pas laissé de jouir par la suite d'une assez bonne santé. VAN-SWIETEN remarque que ces sortes de guérisons n'ont pu être opérées que dans le cas où l'ichor gangréneux s'écoulait au dehors par une ouverture pratiquée extérieurement, et par laquelle le chirurgien pouvait manœuvrer suivant le besoin des circonstances, retrancher les parties intestinales mortifiées, réunir celles qui étaient séparées, ou du moins fixer à la marge externe de cette même ouverture l'extrémité supérieure de l'intestin divisé, afin de donner, par cet anus artificiel, une libre issue aux excrémens qui autrement tomberaient nécessairement dans la cavité de l'abdomen.

Le quinquina et le camphre donnés par haut et par bas peuvent être très-utiles dans cette circonstance. (Voyez ce qui a été dit précédemment, en parlant de l'inflammation des autres viscères).

L'entéritis qui ne se termine ni par résolution, ni par les évacuations critiques, ni par la suppuration, finit par dégénérer en squirre.

Le diagnostic du squirre des intestins se déduit de l'absence des signes qui indiquent les autres genres de terminaison et des symptômes suivans : le ventre est paresseux, il reste un sentiment de pésanteur et de tiraillement dans l'abdomen, sur-tout lorsque les malades sautent ou lorsqu'ils descendent rapidement les marches d'un escalier, et ce sentiment devient plus pénible quand l'estomac est chargé de nourritures abondantes et de dure digestion.

On existe d'autant plus long-tems, avec ces sortes de squirres, qu'ils sont plus éloignés du pylore. Mais ils finissent ordinairement par causer le volvulus et devenir cancéreux.

Leur traitement présente les plus grandes difficultés ; et en effet, suivant la réflexion de VAN-

Swieten, si, au moment où ils se forment, la douce chaleur du corps, la salive, le suc pancréatique, la bile, à l'action desquels ils sont sans cesse soumis, ne peuvent les résoudre, que peut-on attendre ensuite des médicamens.

Les malades doivent s'abstenir des substances aromatiques, spiritueuses, et des alimens propres à fournir des matières stercorales, abondantes et dures.

On sollicitera le ventre, qui, comme nous l'avons dit, est paresseux en pareil cas, avec la manne et un peu de terre-foliée de tartre (acétite de potasse) et par le moyen des lavemens.

On peut tenter l'usage du savon, des eaux minérales, de l'extrait de cigüe.

Après avoir remédié à l'inflammation des intestins, les convalescens useront de nourritures légères et de facile digestion; ils en prendront souvent et en petites quantités; car ici les rechutes sont fréquentes, et les intestins qui viennent d'éprouver une distension, le plus souvent énorme, ont besoin, pendant un certain tems, des plus grands ménagemens, pour recouvrer leur contractilité et le ressort qu'ils ont perdus.

A la suite de l'entéritis, souvent les convalescens ressentent encore une douleur sourde et obtuse au

siège

siège de l'inflammation. Les résolutifs et les purgatifs doivent être interdits ; les bains émolliens suffiront pour détruire ces derniers restes de la maladie.

DE LA COLIQUE VENTEUSE.

Les hypocondriaques, les femmes grosses, les personnes sédentaires, celles qui font excès d'alimens desquels se développe un plus grand volume d'air, sont ceux qui sont le plus sujets à cette maladie.

Les alimens qu'on appelle venteux, sont toutes les substances très-fermentescibles, celles qui ont une grande disposition à la putridité, ou que l'on prépare en les pressant au moment de la fermentation, comme le vin, la bierre mousseuse, etc.

On doit ranger dans la classe des alimens venteux, les légumes, les farineux, ainsi que les oignons, l'ail, etc., ces derniers ont de plus l'inconvénient d'irriter les premières voies par leur acreté, au point de causer parfois des contractions spasmodiques.

Les raisins peuvent encore occasionner ce genre de colique, sur-tout chez les sujets faibles, et chez ceux dont le ventre est serré ; car ces fruits sont aussi très - venteux. ZIMMERMANN rapporte l'his-

toire d'un homme attaqué de cette convulsion ,
que l'on nomme danse de Saint-Weit , lequel
après avoir mangé une grande quantité de raisins ,
éprouva une enflure générale de l'abdomen , et
périt.

Les alimens qu'a pris le malade précédemment ,
les borborygmes , la nature et le siège de la douleur
doivent être la base du diagnostic. Cette douleur
occupe la périphérie de l'abdomen , elle n'est point
augmentée par la pression légère de la main , et
elle s'exaspère de tems en tems.

Dans la colique venteuse , le ventre est tuméfié d'une manière inégale , et la tumeur change
de place d'un moment à l'autre. Lorsque le malade rend des vents , il est soulagé ; mais , le plus
souvent , il ne se dégage ni flatuosités , ni matières.

Quelquefois les urines même se suppriment ou
deviennent très-rares. Mais alors elles ne sont ni
ardentes , ni rouges , les malades n'ont point de
vaines envies d'uriner , il y a absence de douleurs
dans les reins , et le pouls n'est point inflammatoire.

Parfois aussi, il survient un léger ictère, lorsque la bile , empêchée dans son cours , ne peut
plus se répandre dans le duodenum.

La colique venteuse est rarement funeste. Si cependant les intestins restent long-tems distendus par les vents, ils peuvent être paralysés et perdre, peut-être sans retour, leur contractilité. Alors les alimens s'accumulant dans cette espèce de sac, il en résulte divers accidens fâcheux.

On lit dans les mémoires de l'académie des sciences qu'un homme, après avoir bu de la bierre non-fermentée, périt, non-obstant tous les remèdes, avec une énorme distension des intestins.

Quelquefois aussi on a vu la colique venteuse se terminer par la gangrène; ce qui arrive lorsqu'on traite cette maladie par les spiritueux, d'où résulte parfois l'inflammation des intestins, ou lorsque les nerfs et les vaisseaux sont comprimés par la distension des parties.

La saignée ne convient pas dans le traitement de cette colique, à moins qu'elle ne soit commandée par une disposition inflammatoire.

Le secours le plus puissant est celui qu'on tire des lavemens.

Les premiers seront émolliens et composés d'huile, d'eau et de miel; on les réitérera toutes les heures. On pourra y ajouter ensuite une once de sel gemme (muriate de soude fossile).

Les lavemens carminatifs ne conviennent pas

autant que les précédens, car, en irritant les intestins, ils les forcent à se contracter, d'où il arrive quelquefois que les vents se trouvent plus reserrés qu'auparavant (1).

---

(1) La colique venteuse peut appartenir exclusivement à l'inertie des viscères ; elle peut être uniquement produite par la nature des alimens, ou enfin, être déterminée par l'une et l'autre cause tout-à-la-fois.

Dans le premier cas, et lorsqu'on est suffisamment fondé à accuser la seule atonie des intestins, comme il arrive fréquemment chez les hypocondriaques, les femmes hystériques, les personnes sédentaires, etc., les carminatifs, donnés dès l'abord, par haut et par bas, en irritant les viscères débilités, les forceront à se contracter et à expulser les flatuosités qui, par un plus long séjour, et par l'accroissement consécutif de leur volume, ajouteraient sans cesse à l'intensité de la cause morbifique; d'où pourrait résulter l'anéantissement total du peu de ressort qui reste, et la paralysie. C'est pourquoi, dans cette espèce, à moins que les organes affaiblis ne soient en même tems très-irritables, les lavemens carminatifs, ceux de camomille, d'absynthe, d'anis, de noix de galle, auxquels j'ajoute l'acétite ammoniacal, (esprit de Menderus,) l'ammoniaque (alkali volatil fluor), l'éther, etc., administrés à l'instant même, produisent ordinairement un effet aussi prompt qu'il est complet. (Voy. le texte, pag. 264, dernier paragraphe.)

Dans le second cas, après s'être instruit par un rapport dé-

On fera ensuite des onctions avec l'onguent de soucis, l'huile de menthe et le camphre (n°. 83), et on appliquera sur le ventre l'emplâtre carminatif de cumin (n°. 84).

Intérieurement nul remède n'est plus puissant, peut-être, qu'une forte infusion théiforme des quatre semences chaudes. Cette boisson, par sa douce chaleur, calme l'affection spasmodique de

---

taillé des circonstances qui ont précédé la maladie, et de la constitution du malade, si on reconnaît que la qualité des alimens est la seule cause probable du mal, les intestins étant d'ailleurs doués d'une grande excitabilité, sans doute, alors les carminatifs, proprement dits, pourraient déterminer ce froncement excessif dont parle l'auteur, ou augmenter les contractions qui existent déja; et c'est ici que les émolliens et les doux laxatifs sont seuls indiqués.

Enfin, si les deux causes précédentes conspirent à la fois, et c'est le cas le plus ordinaire, les émolliens et les carminatifs doivent marcher réunis, et si l'une de ces causes paraît plus influente, le genre de remède qui lui est spécialement opposé devra dominer dans ce mélange.

Telle est la manière d'envisager les maladies venteuses et la méthode curative d'après laquelle je me dirige dans le traitement de ces mêmes maladies; mais le succès tient à la justesse du diagnostic, et on ne saurait apporter trop d'attention dans la recherche de la véritable cause du mal. (*Note du traducteur.*)

l'abdomen ; les aromates dont elle est composée
stimulent légèrement les viscères et font que toutes leurs parties se contractent également.

HELMONT appelle la semence d'anis l'amie des
intestins.

Mais néanmoins il serait dangereux de donner,
depuis quarante jusqu'à cent gouttes de l'huile
essentielle de cette semence sous forme d'oleo-
saccharum, comme le conseille ALLEN.

Toutes les liqueurs spiritueuses aromatiques , si
elles ne soulagent sur-le-champ , doivent être promptement abandonnées , sinon elles deviendraient
très-nuisibles par la continuité de leur usage , de
même que par leur excès momentané. Car, dans
l'un et l'autre cas, leur stimulus trop actif augmente le spasme préexistant des viscères abdominaux, fait naître l'inflammation ou l'accroît.

Lorsque le ventre est serré et sur-tout lorsque
l'estomac a été surchargé, l'infusion des quatre
semences chaudes, à laquelle on ajoute une demi-
once ou une once de sel de Carlsbad ou de sel
cathartique amer (sulfate de magnésie) ou de sel
de seignette (tartrite de soude) , produit de bons
effets (n°. 85).

Quand la colique venteuse survient après avoir
mangé des viandes à l'excès , et que les malades

éprouvent des renvois d'œufs pourris, ontre les lavemens fréquens et notamment ceux dont il sera parlé en traitant de la *colique bilieuse*, on donnera avec succès, de tems à autre, trente gouttes d'esprit de sel dulcifié (alcohol muriatique) ou de liqueur minérale anodyne, dans l'eau commune.

Les hypocondriaques et les hystériques sont quelquefois soulagés par l'eau de mélisse, l'huile de menthe, etc. (n°. 86).

Ceux qni sont périodiquement sujets à de légères coliques venteuses pourront faire usage de la poudre carminative du dispensaire de Brandebourg.

Prenez Semence de carvi. . . . .

De cumin. . aa. demi-once.

Gingembre blanc. . . . . 2 scrupules.

Safran d'Autriche. . . . . demi-scrupule.

M. et réduisez en poudre très-fine. La dose est d'un scrupule ou de trente grains.

Si le ventre est paresseux, on ajoutera à la formule ci-dessus un gros de poudre de jalap.

Si la colique est très-violente, les parégoriques donnés par haut et par bas produiront de bons effets, mais ils doivent être administrés avec circonspection ; car BAGLIVI et plusieurs autres médecins célèbres rapportent avoir vu la paralysie succéder à la colique traitée par l'usage peu mesuré de l'opium.

TRALLES (1) observe que ceux dont les organes affaiblis sont très-irritables et chez qui les plus légères causes, comme une erreur de régime, quelque mouvement passionné de l'ame déterminent des tranchées, doivent s'abstenir de l'usage de l'opium lequel détruirait le peu de forces qui restent, ralentirait encore davantage le mouvement péristaltique et rendrait le ventre plus paresseux.

Si la colique venteuse est compliquée de paralysie ou d'atonie des intestins, ce que l'on peut conjecturer d'après l'état habituel du malade et la connaissance de sa constitution, et ce qu'annoncent d'ailleurs une plus grande intumescence de l'abdomen et une constipation plus opiniâtre, il faut abandonner les remèdes aqueux, huileux, émolliens, et recourir aux frictions, aux lavemens de quinquina, de camomille (n°. 36), aux pilules composées avec l'extrait résineux d'écorce du Pérou, les martiaux, les gommes férulacées,

---

Part. 2, pag. 235.

le poivre concassé (n°. 87) au vin de quinquina chalybé (n°. 37).

Plusieurs médecins , quand il s'agit de fortifier, emploient aujourd'hui l'éthiops martial (oxide de fer noir) , et le préfèrent à toutes les autres préparations de cette nature ; mais , comme la limaille de fer est bien plus fortement attirée par l'aimant que l'éthiops martial , on doit en inférer qu'elle a plus d'énergie et de vertu.

DE LA COLIQUE BILIEUSE.

Les auteurs ont décrit deux espèces de maladies sous le nom de colique bilieuse. La première est celle où la bile rendue plus acre par les chaleurs ou plus abondante par quelque cause que ce soit , inonde les intestins grêles ou est trop long-tems retenue dans le duodenum, et fait naître par sa présence la douleur dans ces viscères. L'autre espèce de colique bilieuse est celle où les douleurs et le spasme ont pour cause une bile épaissie ou un calcul du fiel obstruant le canal cholédoque.

Il ne sera question ici que de la première ; je me réserve de parler de la seconde au traité des maladies chroniques. Suivant le sentiment de TRALLES (1),

____

(1) Tom. 2. pag. 240.

la douleur produite par un calcul de la vésicule du fiel, n'est point, à proprement parler, une colique.

C'est pendant les ardeurs de l'été que la colique bilieuse est le plus fréquente ; elle attaque plus communément les jeunes gens ou les adultes d'un caractère irascible, ou dont le corps est très-échauffé.

Les causes les plus ordinaires de cette maladie sont, la gloutonnerie, l'usage indiscret des viandes et sur-tout des viandes de bêtes sauvages, ou de celles de porc rancies, les chaleurs excessives et les mouvemens trop violens du corps et de l'esprit.

Les circonstances antécédentes de la maladie, la rareté des urines, leur couleur rousse, les rots infectés, l'amertume de la bouche, la saleté de la langue, la nausée, les vomissemens bilieux, la soif, la chaleur, sur-tout dans la région qu'occupe le duodenum, sont les symptômes sur lesquels on peut établir le diagnostic de cette maladie.

Quelquefois les malades sont constipés, et d'autrefois ils ont une diarrhée très-fétide.

Le pronostic varie à raison de l'intensité de la maladie et de l'âge du sujet. Car elle est plus dangereuse pour les vieillards et les personnes épuisées que pour les jeunes gens ou les adultes forts et vigoureux.

Généralement elle est plus grave quand elle est accompagnée de constipation.

La colique bilieuse peut dégénérer en cholera, ou, si elle est mal traitée, en fièvre putride.

Le traitement doit être modifié suivant le tempéramment du malade, l'état des forces et la nature des symptômes.

La jeunesse du sujet, la suppression de quelque hémorragie habituelle, l'abus des liqueurs spiritueuses, la violence de la fièvre et des douleurs indiquent la saignée.

Mais, ce moyen doit être rejeté, si la maladie est déja avancée, si le pouls est faible et les forces abattues.

Les lavemens composés avec les espèces émollientes et le miel, doivent être d'un grand usage dans ce traitement.

Les médicamens internes sont les acidules, les doux fondans, les laxatifs et les anti-putrides; tels sont, la décoction de tamarin pure ou coupée avec le petit lait, celle d'oseille avec la terre foliée de tartre (acétite de potasse), le nitre et le sirop de cerises aigres (n°. 2).

Les malades boiront abondamment de l'eau

d'orge ou d'avoine édulcorée avec l'oximel simple, le sirop de framboises ou celui de limon, ou bien ils feront usage du petit-lait préparé avec l'esprit de vitriol (acide sulphurique étendu d'eau).

Parmi les auteurs, les uns conseillent les vomitifs dans la colique bilieuse, les autres en interdisent l'usage.

J'estime qu'ils sont nuisibles lorsque le mal a pour cause l'extrême chaleur ou les mouvemens passionnés de l'ame ; mais s'il est la suite des excès de table, et notamment de l'usage immodéré des nourritures animales, sur-tout de la venaison et des viandes de cochon, si le malade éprouve une grande anxiété et un sentiment de pésanteur vers le scrobicule du cœur, un léger émétique, donné dans le principe de la maladie, produira de bons effets. Celui que je préfère, en pareil cas, est l'ipécacuanha avec la rhubarbe (n°. 88).

Si les vomissemens se prolongent au delà du besoin, et si le malade est accablé par l'effet excessif du remède, on tentera l'usage de la potion de Rivière (n°. 89) (1) et on fomentera la région

____

(1) La potion suivante est d'une efficacité si merveilléuse

de l'estomac avec l'infusion vineuse de menthe et de mélisse.

Dans un cas pressant, on appliquera, sur la région du scrobicule du cœur, une croûte de pain détrempée dans une dissolution d'opium et saupoudrée de camphre.

Enfin, on aura recours aux parégoriques dont on donnera une légère dose de tems en tems.

Si tous ces moyens étaient inefficaces, on emploierait les lavemens émolliens et carminatifs avec addition d'un ou deux grains d'opium. Mais on ne doit pas perdre de vue que l'usage indiscret de ce médicament peut conduire à la paralysie.

Lorsque le vomissement sera calmé, les malades

---

dans le cas dont il s'agit, que, quelque connue qu'elle soit, je ne résiste point au desir d'en donner ici la formule :

Prenez   Eau de menthe distillée. . . .   5 onces.

        Yeux d'écrévisses en poudre. .   demi-gros.

        Suc de limon. . . . .   une cuillerée.

        Liqueur d'Hoffmann. . . .   30, 40 gout. (et plus)

        Laudanum de Sydenham. . .   16 gouttes.

        Sirop de fleurs d'oranger. . .   1 once.

On prend une cuillerée à bouche de cette potion, d'abord toutes les heures, et ensuite toutes les deux heures seulement. (*Note du traducteur.*)

boiront une abondante décoction d'orge, d'avoine, d'oseille; ces boissons favoriseront le retour des forces, si la diarrhée a cessé. Mais, si la langue ne se nettoie point, si les urines sont toujours colorées et l'abdomen balloné, on ajoutera à ces mêmes boissons le tamarin, le crystal de tartre (tartrite acidule de potasse), afin de chasser de l'estomac et des intestins les matières bilieuses qui y sont encore détenues.

Comme cette maladie est très sujette à récidive, les malades, après leur guérison, doivent, au moins pendant quelque tems, s'abstenir des substances grasses, aromatisées ou spiritueuses, et faire usage des alimens légèrement relâchans et propres à corriger la bile; tels sont les fruits d'été, les épinards, l'endive, les racines de scorsonère, etc.

Quelquefois, à la suite de la colique bilieuse, les malades manquent d'appétit, ils ont un teint jaune et on remarque une certaine tension dans la région de l'estomac et du duodenum. Les décoctions fondantes ou les sucs de même nature, les eaux minérales; celles de Seltz ou de Ruitsch mêlées au vin d'Autriche, sont en ce cas très-avantageuses.

Si, nonobstant ces premiers moyens, la langueur augmente, on aura recours à de plus puis-

sans, tels que le savon de Venise auquel on ajoutera les extraits amers de rhubarbe, etc., les
gommes férulacées et les fleurs ammoniacales
martiales (muriate de fer ammoniacal sublimé).

CHAPITRE XXII.

DE L'ILÉUS.

LA maladie que les Arabes ont nommée passion iliaque et les modernes iléus ou improprement volvulus (1) est caractérisée par une constipation très-opiniâtre accompagnée de vomissement.

J'ai dit que l'iléus avait été improprement surnommé volvulus ; en effet ces deux maladies sont très-distinctes , et chacune d'elles peut avoir lieu indépendamment de l'autre.

L'iléus doit être rangé dans la classe des maladies inflammatoires , car , ou il est le produit d'une inflammation , ou bientôt il en devient la cause.

---

(1) On a aussi appelé l'iléus, colique de miserere, ou, *miserere mei* , *ayez pitié de moi* , à cause de la violence des douleurs dont elle est accompagnée. D'autres encore l'ont nommée par analogie *chordapsus* ou *chordapse*, comme on le verra dans la suite du chapitre. (*Note du traducteur.*)

WILLIS

WILLIS a trouvé, dans tous les cadavres de ceux qui avaient succombés à cette maladie, les intestins enflammés et même sphacélés. SIMSON (1) rapporte avoir ouvert un grand nombre de ces cadavres et n'en avoir vu aucun dont les intestins ne fussent atteints d'une violente inflammation.

Il importe peu, pour le traitement, de savoir si l'iléus a pour cause prochaine un mouvement antipéristaltique ou seulement, comme le prétend HAGUENOT, un mouvement dichrone et réciproque du diaphragme et des muscles abdominaux.

Il suffit de savoir que l'iléus peut être produit par tout ce qui peut obturer ou même rétrécir d'une manière notable le canal intestinal.

Tels sont, l'inflammation des intestins, celle sur tout de l'iléon, celle du péritoine et des muscles abdominaux; les humeurs épaisses amassées et durcies dans la capacité du canal intestinal ; son rétrécissement occasionné par les excrémens desséchés, par des nids vermineux, par des calculs qui s'y seraient formés ou qui du foie se seraient portés dans les intestins, par un gluten épaissi, par des abcès, un squirre, un carcinome.

____

(1) Médical essays., tom. V, part. II, pag. 664.

Enfin l'imperforation de l'anus dans les enfans ; la suppression des hémorrhoïdes ; la colique métallique ; les poisons ; la réunion et l'adhérence des parois des intestins à la suite d'une blessure ou d'un ulcère ; les tumeurs du mésentère, du pancréas, de la matrice, des ovaires sont autant de causes possibles de l'iléus.

Baader a vu, à Fribourg, une jeune personne de distinction atteinte d'un iléus mortel occasionné par un engorgement de l'ovaire droit, lequel engorgement fut cause que les parois de l'iléon pressés d'une part par la tumeur, et de l'autre par la crête de l'os des îles, se trouvèrent enfin complètement réunis.

Les hernies sont une cause fréquente de la passion iliaque. Les hernies ombilicales ou inguinales avec étranglement des intestins grêles, ne sont pas rares chez les femmes grosses, quoiqu'il ne se manifeste aucune tumeur extérieurement.

On lit, dans les transactions d'Angleterre, l'exemple d'un iléus produit par les spasmes et les convulsions du diaphragme et des muscles abdominaux : une portion du colon s'étant engagée, par suite de ces mouvemens convulsifs, dans l'ouverture qui se trouve entre les deux piliers du

diaphragme et qui donne passage au nerf intercostal, avait donné lieu à cette funeste maladie.

Plusieurs medecins, et entre autres VAN-SWIE-
TEN, révoquent en doute qu'il puisse exister un
véritable volvulus; et, en effet, on a peine à concevoir que les intestins, fixés et contenus par le
mésentère, puissent s'entortiller et se nouer, pour
ainsi dire, de manière que les communications
des différentes parties du canal intestinal soient
interceptées. RUYSCH dit avoir vu un fait de cette
nature, mais il ajoute que le mésentère était pu-
tréfié, et par conséquent les attaches des intestins
détruites. Mais, si le mésentère, dont les lésions
sont si funestes, eût été gangréné, répliquent
les adversaires, la mort eût été la suite immédiate
de cet accident, et le volvulus n'aurait pu avoir
lieu, même en ce cas. Cependant, on en trouve
des exemples dans PLATER, dans RIVIERE. et
dans BARBETTE (1).

---

(1) BONNET a puisé dans différens auteurs, entre autres
dans les trois dernièrs cités par QUARIN, huit observations de
volvulus; mais il ne les rapporte que comme simple historien,
et ne paraît pas y croire; car il renvoie, sur la question de
savoir si cette maladie est possible, à KERCKRINGIUS (observ. anat. XLII), lequel la regarde comme imaginaire, et juge

On compte encore parmi les causes de l'iléus
l'intus-susception des intestins, laquelle a lieu lorsqu'une portion quelquefois même considérable de

---

qu'elle ne pourrait avoir lieu qu'autant que les liens mésente-
riques seraient brisés, ce qui entraînerait la rupture des vaisseaux, un épanchement de sang dans la cavité de l'abdomen,
et la mort. KERCKRINGIUS suppose que RIVIÈRE n'a pas vu,
par lui-même, le fait qu'il raconte, et que probablement il
s'en est rapporté au chirurgien chargé de l'ouverture du cadavre, lequel, dit-il, imbu du préjugé vulgaire sur la pré-
tendue existence de cette maladie, a cru voir ce qui n'existait
pas. Cette allégation n'est qu'une conjecture dénuée de fondement et qu'il est permis de rejeter avec bien plus de raison que l'observation consignée dans l'ouvrage d'un des
plus grands médecins que la France ait eu, et qui ne l'y eût
point insérée aussi légèrement. D'ailleurs, cet exemple,
comme on l'a vu, n'est pas le seul, et on ne supposera pas
que tous les auteurs qui rapportent des faits de ce genre aient
vu par les yeux de chirurgiens ignorans ou prévenus.

J'ai assisté autrefois, à la Charité, à l'ouverture du cadavre
d'un homme mort de la colique de Poitou, chez lequel nous
reconnumes, de manière à ne pouvoir conserver aucun doute,
le phénomène dont il s'agit. Cependant, je ne prétens point
qu'on puisse regarder cet état presque inextricable des intestins comme une maladie proprement dite, et je pense
que le volvulus ne se forme qu'au moment de la mort, c'est-
à-dire, de la rupture ou de la dissolution complète des at-

ces viscères, convulsionnée et devenue par l'effet du spasme plus grêle et plus étroite, entre et est refoulée dans la partie contigüe du canal intestinal qu'elle rend imperméable.

HALLER (1) ne regarde pas ce désordre des intestins comme une cause suffisante de l'iléus.

VAN-SWIETEN remarque qu'on a tenté en vain d'imiter l'invagination des intestins dans les animaux vivans, et qu'on y parvient difficilement même dans les cadavres. Il ajoute cependant qu'elle est démontrée par l'autopsie, et qu'elle est plus fréquente qu'on ne pense.

Ce n'est pas toujours la partie supérieure de l'intestin qui se porte dans la partie inférieure, quelquefois le contraire arrive.

---

taches des intestins. J'imagine que le mésentère étant gangrené par l'excès de l'inflammation, ou dilacéré, tout-à-coup, par la violence des contractions convulsives de tous les viscères de l'abdomen, à l'instant même, les intestins devenus libres, se replient, se tortillent, se conglobent avec force, et soudain, l'épanchement qui suit le déchirement des vaisseaux, l'excès du désordre et l'énormité des douleurs tuent le malade. Cette opinion, au moins vraisemblable, metterait d'accord tous les dissidens. (*Note du traducteur.*)

(1) Opuscul. path. obs. XXVII.

L'iléus s'annonce par la constipation et par la douleur abdominale, sur-tout à la région qu'occupe l'iléon; cette douleur dans l'origine ne se fait sentir que par intervalle; elle augmente successivement, et sévit ensuite d'une manière fixe, continue, et avec le sentiment d'une ardeur brûlante.

On remarque quelquefois à la partie douloureuse une tumeur rénitente, oblongue, semblable, au toucher, à une corde tendue; d'où on a appelé cette maladie, chordapse.

Cependant la constipation devient toujours plus opiniâtre; surviennent les nausées, les efforts du vomissement, et bientôt les malades vomissent en effet, d'abord les alimens pris en dernier lieu, ensuite de la bile, des matières putrides, puis les excrémens, les lavemens, et enfin, on leur a vu rendre par le haut jusques aux suppositoires qu'on avait employé pour solliciter le ventre, comme l'ont observé GORTER (1), GAUBIUS (2) et plusieurs autres (3).

---

(1) Prax. medic. systêm., pag. 216.
(2) Instit. pathol. medicinal., pag. 440.
(3) Matthæus DE GRADI, raconte l'histoire peu croyable,

Il paraît difficile, et même impossible à plusieurs praticiens, d'expliquer comment les matières contenues dans les gros intestins peuvent passer dans l'iléon, et franchir les obstacles que leur opposent et la valvule du cæcum, et la constriction du tube intestinal. Mais il faut considérer que l'iléon, déja vidé par le mouvement antipéristaltique, offre en conséquence une résistance moindre aux excrémens contenus dans le cæcum, et que d'une autre part, les parois de ce dernier intestin se trouvent distendus à l'excès par les matières qui, s'y portant du colon et du rectum, forcent par leur effort contre nature et leur abondance, le ressort de la valvule et le serrement spasmodique des intestins.

---

d'une jeune fille attaquée d'un violent iléus, et à laquelle, pour vaincre la constipation, on avait mis un long suppositoire, qu'elle rendit promptement par le vomissement. On en plaça un second qu'on eût la précaution de fixer par le moyen d'un fil attaché à la cuisse, elle le vomit également. Un troisième eût le même sort, quoiqu'on eût employé pour le contenir quatre fils très-forts, au lieu d'un. Le médecin cité, parvint néanmoins a guérir sa malade et à vaincre cette attraction inouie des intestins, à l'aide de bouillons très-gras. (Voy. BONNET, sepulchret., lib III, sect. XIV, obs. XX, §. 13.) (*Note du traducteur.*)

DE HAEN rapporte l'histoire d'un homme qui mourut d'un volvulus survenu à la suite d'une tympanite, et chez lequel le colon, le cæcum et l'iléon avaient un diamètre tel, et étaient distendus au point que la valvule de Bauhin couvrait à peine la troisième partie de l'ouverture qui fait la communication de ces deux derniers intestins.

Si l'iléus a pour cause l'inflammation des intestins, on le reconnaîtra par ce qui a été dit dans le chapitre précédent.

On jugera qu'il est produit par un squirre, si antécédemment le malade se plaignait d'un sentiment de pésanteur constant et fixe dans la même partie, s'il était habituellement constipé, s'il vomissait de tems en tems des matières d'une odeur stercorale, s'il éprouve actuellement de fortes anxiétés, s'il vomit les alimens, et si la matière des vomissemens n'a plus cette même odeur qu'on lui remarquait précédemment.

Les signes qui dénotent l'intus-susception des intestins sont équivoques ; mais on a lieu de soupçonner ce genre de désordre, si aucune autre cause n'a précédé, si une douleur vive se fait sentir constamment au même lieu, et si on remarque à la partie souffrante un peu de gonflement et un léger mouvement.

Le pronostic est toujours douteux, sur-tout si le sujet est épuisé ou avancé en âge.

Les rechutes sont fréquentes et très-dangereuses.

L'iléus d'origine inflammatoire devient en peu de jours mortel. Mais si la maladie appartient à d'autres causes, l'observation nous apprend qu'elle peut être guérie même après une durée de plusieurs semaines.

Le tremblement, le délire, les hoquets, les convulsions, la diarrhée ichoreuse, le froid des extrémités sont les signes avant-coureurs d'une mort prochaine.

L'iléus se termine le plus souvent par la gangrène. Il n'est par rare cependant que les malades meurent suffoqués ; ce qui arrive lorsque la douleur et l'état spasmodique des entrailles, empêchant le jeu du diaphragme et l'action des muscles abdominaux, forcent le sang à s'accumuler dans les poumons.

C'est dans ce sens qu'Arétée observe que, dans la passion iliaque, la douleur seule tue quelquefois les malades.

Les douleurs aigües, que suscitent aux enfans l'acreté des matières contenues dans les intestins, déterminent parfois des convulsious auxquelles ils succombent avant que la gangrène et même l'in-flammation aïent eu le tems de se former.

Si le ventre s'ouvre, c'est un signe favorable, mais ce n'est pas toujours le gage assuré de la guérison ; car il est possible que les déjections ne partent que des intestins inférieurs au siège du mal.

Le traitement de l'iléus doit être adapté aux différentes circonstances qui l'ont fait naître et aux divers symptômes de la maladie.

L'iléus qui procède d'une cause inflammatoire doit être traité conformément aux principes établis au chapitre de la *colique*.

Le danger toujours présent de l'inflammation rend la saignée indispensable dans presque toutes les espèces d'iléus.

Les fomentations, les bains et les lavemens émolliens ne sont pas moins nécessaires dans l'origine de la maladie; on en viendra ensuite aux lavemens acres et irritans.

La fumée de tabac, injectée dans l'anus toutes les heures ou toutes les deux heures, est un moyen très-efficace.

Ceux qui rejettent l'usage de ces lavemens et les

regardent comme un *remède de cheval* (1) sont tout-à-la-fois en contradiction avec l'expérience et la raison.

SCHÆFFER a décrit un instrument très-ingenieux pour administrer cette sorte de remède (2).

Quelquefois, la fumée de tabac étant sans effet, quatre ou six grains de tartre émétique (tartrite de potasse antimonié), donnés par la même voie, sont très-utiles.

Si, dans le trajet des gros intestins, il se présente quelque empêchement à l'immission de la fumée, on doit chercher à s'assurer si l'obstacle n'est pas formé par un amas de matières excrémentitielles dans le rectum, auquel cas, il faut en solliciter l'expulsion par les moyens convenables.

On conseille aussi les purgatifs.

Parmi les drastiques, les pilules iliaques de Rhasis composées de coloquinte, de scammonée et de sagapenum jouissaient jadis d'une grande célébrité. SYDENHAM leur a substitué la masse des pilules cochées dissoute dans l'eau de menthe.

----

(1) Encyclopédie, tom. 3, pag. 587.

(2) Der Gebranch und nussen des tabackrauchs clystiers nebstzweyen dazu bequemen maschinen. 1766.

Mais ces purgatifs violens ne sont pas sans danger dans une circonstance où l'inflammation est tant à redouter (1).

Une once de sel cathartique amer (sulfate magnésien) dissoute dans deux livres d'eau , ou le sel de Carlsbad mêlé avec du bouillon produisent quelquefois de bons effets. La dose de ces mixtures salines est de deux cuillerées toutes les cinq ou six minutes.

Si la douleur et les vomissemens ne cèdent ni aux saignées , ni aux lavemens , il faut suivant l'avis de Van-Swieten , recourir aux parégoriques.

Mead conseille les anodyns mêlés aux drastiques. Tralles préfère avec raison que l'on donne alternativement un narcotique , puis un purgatif; mais il veut que l'on ait toutefois l'attention de ne prescrire l'un et l'autre que dans les circonstances qui les indiquent , au tems convenable , et à des doses sagement mesurées.

C'est avec justice que l'on vante aussi , dans le

____

(1) Si l'on doit craindre l'effet des purgatifs violens dans la passion iliaque, la fumée de tabac sera-t-elle sans danger ? (*Note du traducteur.*)

traitement de l'iléus , les effets des vésicatoires appliqués sur l'abdomen.

Quelques médecins, dans l'intus-susception des intestins font avaler à leurs malades des balles de plomb.

Mais , il suffit de faire attention à la marche tortueuse du conduit intestinal et à ses nombreuses circonvolutions , pour sentir que ce moyen ne peut avoir toute l'efficacité qu'on a voulu lui attribuer.

On lit, dans les actes des curieux de la nature (1) , qu'on a trouvé dans l'iléon des grains de plomb qui avaient été retenus dans les plis de cet intestin , et on a remarqué que la partie où ils avaient séjourné était sphacélée, tandis que les autres intestins ainsi que l'estomac étaient intacts.

Quoique SYDENHAM improuve également l'usage d'avaler du mercure cru , ce moyen ne laisse pas d'avoir des partisans parmi les médecins du plus grand nom.

Comme ce demi-métal est doué d'une grande pénétrabilité, et que, d'une autre part, il est de toutes les substances métalliques la plus pésante

---

(1) Act. natur. curios. , vol. X, pag, 22.

après l'or (1), sous ce double rapport , il peut quelquefois, au jugement de VAN-SWIETEN, rétablir la liberté des voies intestinales.

Les malades doivent boire , avant d'avaler le mercure et immédiatement après l'avoir pris, ou du bouillon gras , ou une gorgée d'huile. La dose du demi-métal est d'abord d'une demi-livre , et doit être portée successivement jusqu'à deux ou trois livres (2).

Il est préférable d'en prendre à-la-fois une forte dose ; de cette manière , ses globules restent plus réunis et s'ouvrent plus facilement et plus promptement passage. Or , il est important que le mercure ne séjourne pas long-tems dans les intestins , car il serait pompé en partie par les vaisseaux absorbans et , se mêlant à la circulation , il enfanterait d'autres maux.

---

(1) Et le platine. (*N. du tr.*)

(2) Ambroise PARÉ, dit avoir guéri plusieurs malades attaqués de la maladie dont il s'agit , en leur faisant prendre , simplement dans l'eau commune , cette dernière et énorme dose de mercure. Mais comme le remarque BONNET , (voy. *mercurius compitalit.*, *lib.* IX , *ileus.* VII, pag. 391.) " Ce demi-métal, donné avec une telle profusion, entre plusieurs autres inconvéniens , pourrait, par le froid qu'il porte essentielle-

Frédéric HOFFMANN (1) donna à un malade une livre et demie de mercure avec quelques onces d'huile d'amandes douces, et il lui fit boire, suivant le procédé ci-dessus mentionné, du bouillon gras avant et après l'administration du remède. Cinq heures après, le ventre s'ouvrit, il s'écoula environ une once de mercure et les symptômes se modérèrent. Pendant les quatorze jours suivans et au delà, toutes les déjections alvines furent chargées d'une portion de mercure, et les forces commençaient à se rétablir lorsqu'il survint tout-à-coup un tremblement dans tous les membres, et le malade fut impotent de ses mains pendant plus d'un mois.

En Angleterre et en Écosse, on regardait autre-

----

ment avec lui, éteindre la chaleur naturelle ,,. Il pourrait tout au moins la diminuer à l'excès et déterminer la grangrène. Aussi Henri ABHEERS qui le donnait à une dose bien moindre, avait soin d'obvier à son effet réfrigérant par un lavement de vin de Crète, qu'on administrait au malade aussitôt qu'il avait pris la dose de mercure. Au reste, il serait possible que le froid que comporte et produit ce remède, s'il était sagement mesuré, fût lui-même, comme antispasmodique, et comme antiphlogistique, un véritable bienfait. (*Note du traducteur.*)

(1) Med. ratio., tom. IV, part. II, pag. 335.

fois le mercure cru comme un remède presque universel. On en prenait une once le matin, et quelques-uns continuaient ainsi pendant plusieurs semaines, sans qu'il en résultât une augmentation sensible dans les évacuations. Mais, enfin, on reconnut que son usage, bien qu'il ne produisît d'abord aucun mauvais effet apparent, avait, dans des tems plus éloignés, des conséquences très-fâcheuses (1).

Les maladies terribles et souvent incurables de ceux qui par état emploient habituellement le mercure, prouvent assez combien on doit apporter de précautions et de soins dans l'emploi d'un pareil moyen.

D'ailleurs on n'a pas toujours la certitude qu'il y ait intus-susception; on ignore si c'est la partie inférieure de l'intestin qui remonte dans la partie supérieure, ou au contraire; de sorte que le succès du remède sera toujours douteux; bien plus, dans le cas où la portion supérieure de l'intestin est engagée dans la partie inférieure, ce moyen sera presque toujours mortel; car alors le mercure par son poids ne peut que refouler plus avant la

____

(1) Medical. essays. , tom. III, pag. 387.

portion

portion intestinale supérieure dans la partie inférieure qu'il forcera à s'ouvrir et à se dilater.

Si les intestins étaient entortillés et comme noués, suivant la définition du volvulus, le mercure aurait encore en ce cas bien peu d'efficacité. Enfin, il serait plus nuisible qu'avantageux si l'iléus avait pour cause une hernie étranglée.

On ne doit donc recourir à cet expédient qu'après avoir mis en œuvre toutes les autres ressources de l'art.

L'or fulminant (oxide d'or ammoniacal) est un moyen tres-vanté par les uns et reprouvé par les autres, dans le traitement de l'iléus.

Je pense que cette chaux metallico-saline est diaphorétique et quelquefois purgative, et qu'on ne doit point la regarder, ainsi que quelques-uns l'ont prétendu, comme un poison; j'estime au contraire qu'elle n'a pas l'efficacité et l'énergie nécessaires pour vaincre une constipation opiniâtre.

D'où je conclus que, comme nous avons dans nos pharmacies des remèdes et plus sûrs et plus prompts en même tems qu'ils sont moins coûteux, nous pouvons sans inconvénient abandonner celui-ci.

Je l'ai souvent vu employer par d'autres, et toujours infructueusement.

Tome II.   T

Je me rappelle avec un sentiment bien doux
le fait que je vais rapporter : un de mes amis
tomba malade dans une maison étrangère et chez
un personnage d'une grande distinction. Il avait
le genre nerveux si mobile et si irritable que, par
l'effet d'un léger mouvement de l'ame et d'une faute
de régime, il fut tout-à-coup atteint, autour et sur-
tout a u-dessusde l'ombilic, d'une violente douleur
accompagnée d'une constipation opiniâtre, d'inappétence, d'urines plus colorées, etc. J'accourus et
j'ordonnai sur-le-champ un lavement et la décoction de chiendent avec la semence d'anis, le sel
de Glauber (sulfate de soude) et le sirop des
cinq racines. Le ventre ne fut point ébranlé, les
symptômes persévérèrent avec la même force, et
le lendemain l'abdomen était plus tendu, la douleur plus vive et les rots très-fréquens. Je fis
réitérer les lavemens, on appliqua des fomentations
émollientes sur la région abdominale, et je prescrivis l'eau laxative du dispensaire de Vienne avec
addition de sel d'Epsom (sulfate magnésien) ; mais
la chaleur et la soif allaient toujours en croissant,
et, comme d'ailleurs le pouls était assez plein, je
fis faire deux saignées, afin d'obvier à l'inflammation menaçante ; le sang qu'on tira se couvrit
d'une couenne légère, et le malade commença à

vomir, non sans un surcroît de douleur, les alimens qu'il avait pris, mêlés d'une matière bilieuse. Je recourus à l'opium auquel je joignis les purgatifs, et j'ordonnai un bain. Je n'obtins aucun succès. J'avais proposé à deux médecins que j'avais appellés en consultation les lavemens de fumée de tabac; l'un deux, homme d'un mérite distingué, était de mon avis; l'autre plaçait toutes ses espérances dans l'usage de l'or fulminant.

Pour ne pas être accusé d'opiniâtreté, j'en essayai, mais tous les symptômes s'aggravèrent encore au grand détriment des forces, et la faiblesse devint extrême. J'en vins enfin aux lavemens proposés, et je les fis répéter au point que la fumée sortait par la bouche; le ventre s'ouvrit, le malade eut plusieurs selles copieuses et se trouva soulagé. Mais trente heures après, sans que la plus légère cause apparente eût pu y donner lieu, je vis avec effroi renaître la douleur et les vomissemens, avec beaucoup plus de violence qu'auparavant.

Les lavemens de fumée furent desormais inutiles, et même ils augmentèrent énormément la tension de l'abdomen; les parégoriques suscitèrent des vomissemens et plus forts et plus fréquens. Le malade supporta cependant une dissolution de sel de Sedlitz, après laquelle je lui fis boire un gros de vin de Tokai ; mais le ventre resta opiniâtrément fermé.

Les bains d'eau et de lait furent souvent répétés. Au sortir du bain , les lavemens et les suppositoires , tantôt très-acres et tantôt émolliens, étaient mis en usage , ainsi que l'insession sur l'eau chaude. On faisait sur toute la surface de l'abdomen des onctions avec l'onguent d'althéa et avec celui d'arthanita (1). Intérieurement j'essayai les huileux ; mais le mal avait déja poussé de si profondes racines qu'il éludait la puissance de tous les remèdes ; le pouls était tremblotant, petit et inégal, les yeux obscurcis , la voix défaillante et la figure cadavéreuse ; le hoquet et le froid des extrémités se joignirent bientôt à ces symptômes effrayans.

Dans cet état mortel , il ne me restait d'autre ressource que celle des ventouses ; mais le moyen

____

(1) Le suc de cyclamen (*folio orbiculato*) autrement appelé, *panis porcinus*, *rapum terræ*, ou arthanita, est très-acre. L'onguent de ce nom avait la réputation de purger lorsqu'on en frottait l'abdomen , et de provoquer le vomissement lorsqu'on l'appliquait sur la région de l'estomac. Les purgatifs les plus violens entrent dans sa composition. (*Note du traducteur.*)

de s'en procurer au milieu de la nuit ! Par un heureux hazard, j'apperçus des vases de porcelaine dont on a coutume de se servir en ce pays-ci pour boire l'absynthe, et dont la forme n'est pas très-dissemblable de celle des ventouses ; dans l'extrémité où je me trouvais, j'ordonnai qu'on en fît usage ; à l'instant, le malade éprouva un soulagement notable. J'insistai ; j'obtins des déjections alvines très-copieuses, et tous les symptômes s'évanouirent. Je ne laissai pas cependant de continuer, pendant quelques jours, les lavemens et l'infusion de camomille avec le sel de Carlsbad.

La maladie était terminée, mais il restait un enrouement qui, comme BAGLIVI l'a observé, succède fréquemment aux coliques violentes. Il survint ensuite des crachats purulens très-abondans qui nécessitèrent l'usage de la décoction de quinquina et de lichen d'Islande coupée avec le lait. Je fortifiai le malade à l'aide de pilules composées avec l'extrait de quinquina, celui de rhubarbe et l'extrait de mars, et il jouit aujourd'hui de la santé la plus complète.

GALLESKI (1) vante les heureux effets opérés par l'huile de lin recemment exprimée. Elle ne doit

____

(1) Abhandlung vom miserere.

être ni acre, ni d'un jaune très-foncé, mais claire, transparente et légèrement citrine. Il en donne, toutes les heures ou toutes les deux heures, une cuillerée avec de la bierre chaude ou avec quelques gouttes d'huile d'anis. Avant de l'employer, il fait précéder les narcotiques pour calmer le vomissement, et, pendant son usage, il veut qu'on administre de tems en tems un lavement. Que si le ventre commence à s'ouvrir, il diminue la dose du remède et la réduit à deux ou trois cuillerées par jour. Rarement il a été obligé d'en donner plus de huit onces, et quelquefois, à la troisième cuillerée, il a obtenu tout l'effet desiré, même dans le cas où les malades vomissaient déja des matières comme féculentes; il observe que cette huile réussit sur-tout, lorsque la maladie est compliquée de néphralgie calculeuse.

Mais chez nous, (en Autriche,) cette huile est nauséabonde, et les malades se refusent à l'avaler ou la vomissent. Nous devons donc nous en abstenir.

Quelques auteurs conseillent d'ouvrir le ventre, d'en tirer les intestins et de rechercher le volvulus, puis, après l'avoir réduit, de remettre les viscères en place, et de fermer par une suture l'ouverture pratiquée à l'abdomen.

Nuck cite une opération de ce genre laquelle fut couronnée du succès le plus complet.

Mais Van-Swieten (1) observe judicieusement qu'il est très-difficile de s'assurer de l'existence du volvulus et du lieu où il est formé. Car, dès le moment où la maladie prend un caractère alarmant, le ventre est, balloné et douloureux dans toute son étendue.

Quelques médecins, et entre autres Mercatus, disent avoir guéri l'iléus par le moyen des boissons froides ; Home conseille l'inspersion d'eau froide sur l'abdomen, les cuisses et les jambes nues, et dit avoir souvent vu le ventre s'ouvrir à l'aide de cet expédient. Mais l'extrême danger rend légitime tel moyen dont on ne pourrait se permettre l'usage dans une circonstance différente.

Je porte le même jugement d'une machine imaginée par Jean Videmar, médecin de Milan (2), au moyen de laquelle les liquides sont injectés dans le rectum avec une si grande force d'impulsion qu'ils sont portés jusque dans l'estomac et rendus par le vomissement.

______

(1) Tom. 3, pag. 182.

(2) Giornale di medicina, tom. 2, pag. 245.

Suivant la remarque du célèbre Unzer, un semblable procédé curatif ne doit être admis qu'après avoir employé tous les autres. Car, si quelquefois il peut être avantageux, le plus souvent il doit être mortel.

Si l'iléus a pour cause une hernie, il faut, s'il est encore possible, en opérer la réduction. Si elle est enflammée, les saignées, les fomentations, les lavemens de tabac donnés avec précaution, et l'opium devront être préalablement employés.

On propose aussi avec éloge les épithèmes émolliens. Mais Vogel observe qu'ils sont plus préjudiciables qu'utiles, en ce qu'ils empêchent la rentrée de l'intestin, en augmentant la putridité des matières qui y sont contenues, et en développant en conséquence un plus grand volume d'air. C'est pourquoi il préfère les applications astringentes de marjolaine, d'absynthe avec l'alun et le vinaigre.

Mais si, non-obstant toute espèce de moyens, la réduction de la hernie est impraticable, l'opération devient indispensable.

Je suis quelquefois parvenu à guérir des malades attaqués d'iléus par suite d'une hernie étranglée, et lorsque toute espérance de salut semblait s'évanouir, sans en venir à cette opération cruelle et si souvent mortelle.

Je faisais répéter plusieurs fois la saignée, s'il était nécessaire ; on appliquait sur la partie affectée les fomentations les plus émollientes, et le malade buvait, toutes les quatre ou cinq minutes, une demi-once d'une dissolution de sel cathartique amer (sulfate de magnésie), à la dose d'une once de sel dans deux livres d'eau. Je faisais donner des lavemens tantôt purement émolliens, tantôt avec addition de sel d'Epsom. Au besoin, je faisais injecter dans l'anus trois ou quatre grains de tartre stibié (tartrite de potasse antimonié) dans quelques onces d'eau. Ce dernier lavement était plus efficace que celui de fumée de tabac qui quelquefois, comme je l'ai observé, au lieu de vaincre la constipation, a l'inconvénient d'augmenter le météorisme et la tension de l'abdomen. Enfin, si j'y étais contraint par l'opiniâtreté du mal, je recourais à l'usage modéré des narcotiques. La maladie terminée, souvent il était nécessaire, pour rétablir les forces languissantes des convalescens, de faire usage de l'extrait de quinquina, de l'eau de mélisse, en interposant de tems en tems la dissolution de sel cathartique amer, afin de prévenir une nouvelle constipation.

Adolphe Murray, professenr à Upsal, rapporte avoir vu, dans un cas semblable, un malade, presque désespéré, rendu à la santé par cette méthode.

Les convalescens doivent éviter le froid et les alimens propres à constiper.

Suivant l'avertissement d'Hoffmann, ils se garderont de résister au besoin d'uriner ou d'aller à la garde-robe.

Ceux qui sont affligés d'une hernie, doivent se condamner à porter perpétuellement un bandage.

CHAPITRE XXIII.

DE LA NÉPHRITIS (1).

Dans la néphritis, la douleur est obtuse dans le principe, elle devient ensuite aigüe et pulsative, et se fait sentir dans la région lombaire au-dessous de la troisième fausse côte et à trois doigts environ de l'épine dorsale.

Les nausées, les vomissemens, les urines enflammées et quelquefois l'ischurie sont les symptômes ordinaires de l'inflammation des reins.

Lorsque cette maladie est très-grave, un frisson universel, la constipation, les anxiétés, la constriction de la région précordiale, la colique, la suppression des urines, les convulsions se joignent aux symptômes précédens.

L'engourdissement de la cuisse et la rétraction

---

(1) On dit, *une* gastritis, *une* hépatitis, *une* entéritis ; il me paraît naturel et conséquent de dire *une* néphritis, et de ranger sous le même genre toute cette nomenclature de maladies vraiment congénères en effet, et quant à la nature du mal, et quant à la composition du nom. (*Note du trad.*)

du testicule du côté affecté, ont plus ordinairement lieu dans la néphrétique calculeuse que dans toute autre, et VAN-SWIETEN rapporte avoir vu plusieurs fois l'inflammation des reins exempte de ce double symptôme.

HOFFMANN pense que l'inflammation du rein gauche est plus fréquente que celle du rein droit, par la raison que le premier est sujet à être comprimé par la courbure du colon qui lui est adjacente, lorsque celle-ci est distendue par des vents ou par les matières excrémentitielles.

On distingue la néphritis du lumbago inflammatoire, en ce que dans la première, les malades peuvent fléchir le corps en devant et se relever sans une douleur très-sensible, tandis que, dans le lumbago, ce mouvement excite des douleurs atroces.

Les principales causes de la néphritis, outre celles provenant de force externe, sont l'équitation, les secousses de la voiture, les hémorragies supprimées, l'abus des aphrodisiaques et des diurétiques, la présence d'un calcul, le transport aux reins d'une matière arthritique, le coucher sur le dos lorsqu'il est prolongé, un violent effort dans lequel les organes qui sont le siège de cette maladie sont comprimés par une forte contraction des muscles du dos.

La néphrétique se termine par résolution, par les hémorrhoïdes, ou par l'excrétion abondante d'urines épaisses et de la couleur d'une légère décoction de café.

Il n'est pas nécessaire au complément de la crise de cette maladie que les urines déposent; il suffit qu'elles soient nébuleuses, et qu'elles contiennent une matière sédimenteuse, inégalement suspendue çà et là. Car la matière morbifique, quoiqu'elle soit encore crue, peut être immédiatement évacuée par la voie des urines, et n'a pas besoin dans la néphritis, comme dans les autres maladies aigües, de se mêler d'abord au sang pour être delà chariée à la vessie.

Le danger est plus ou moins grand, suivant l'intensité des symptômes et la constitution individuelle des malades, etc.

La rémission subite de la douleur, l'excrétion d'urines noires et mêlées de petites portions charnues, les sueurs froides, le pouls faible, inégal, etc. sont des symptômes mortels.

On doit commencer le traitement par des saignées répétées.

Si le malade a des hémorrhoïdes, on lui appliquera des sangsues (1).

Les cataplasmes, les fomentations, les bains et les lavemens sont également nécessaires.

Les purgatifs antiphlogistiques, tels que le tamarin et la manne conviennent lorsque le ventre est serré et que le sujet a beaucoup d'embonpoint. S'il n'en est pas ainsi, l'eau de chiendent, de guimauve avec un peu de nitre, ou l'eau d'orge edulcorée avec l'oximel et les émulsions seront suffisantes.

Les diurétiques majeurs, la trop grande chaleur du lit, le coucher sur le dos irriteraient la fièvre et l'inflammation, augmenteraient l'âcreté des urines et détermineraient un afflux plus abondant des humeurs vers les parties malades. Ces mêmes considérations suggèrent les raisons pour lesquelles les vésicatoires qui, appliqués sur le lieu de la douleur, après avoir toutefois modéré l'impétuosité fébrile, ont des effets si puissans dans les autres maladies inflammatoires, ne conviennent point dans celle-ci.

___

(1) Après avoir pratiqué les saignées nécessaires, l'application des sangsues est spécialement indiquée, qu'il y ait actuellement, ou non, des hémorrhoïdes. (*N. du trad.*)

Lorsque la néphritis est produite par la présence d'un calcul, les vomissemens violens qui ont lieu dans cette espèce, emportent quelquefois la cause du mal.

On doit provoquer les vomissemens par l'eau tiède miellée laquelle aura d'ailleurs l'avantage de rendre cette évacuation moins fatiguante que si l'estomac était vide.

Si la violence des douleurs donne lieu de craindre les convulsions, après avoir saigné suffisamment et fait usage des délayans, on aura recours à l'opium.

HOME a observé que, si le sang tiré dans une forte inflammation des voies urinaires occasionnée par un calcul était couenneux, le laudanum exaspérait tous les symptômes.

Lorsqu'un malade a rendu un calcul, on doit appréhender que la disposition des humeurs ou que les matières sabloneuses qui peuvent être restées dans le corps, n'en forment un second et ne déterminent de nouveaux accidens.

On parle avec éloge de divers lithontriptiques ; les anglais vantent le savon d'Espagne avec les écailles d'huîtres ou de collimaçons calcinées, l'uva-ursi, et l'eau de chaux tirée des ostra-codermes.

J'ai vu ces moyens réussir accidentellement ; mais le plus souvent ils sont sans effet.

J'ai fait usage avec succès de la poudre suivante, pour les malades qui rendaient par les urines des graviers ou de petits calculs, et chez qui cette excrétion était accompagnée de douleurs vives, de strangurie, et de coliques sans cesse renaissantes :

Prenez Huile essentielle d'écorce
   d'orange. . . . . 6 gouttes.
  F. un oleo-saccharum avec
   Sucre blanc. . . . . . demi-once.

Et ajoutez :

  Uva-ursi. . . . . demi-once.
  Gomme arabique. . . . 2 gros.
  Racine de jalap. . . . . . 1 gros.

M.

Les malades en prenaient un gros chaque jour, ou de deux jours l'un.

Lorsque les frissonnemens qui ont précédé, un sentiment de pésanteur dans la région des reins et la grande tension des parties voisines indiquent la formation d'un abcès dans l'organe malade et sa maturité, tous les efforts de l'art doivent tendre à en opérer, le plus promptement possible, la rupture ; car on doit craindre que le pus, par

un

un trop long séjour, ne se putréfie et ne forme des clapiers, ou que, venant à être résorbé, il ne donne lieu à la cacochymie purulente et à la consomption.

Il faut donc mettre en usage les lavemens, les cataplasmes, tous les remèdes les plus émolliens, et essayer ensuite de déterminer la rupture de la vomique, en provoquant la toux, la sternutation, ou par l'exercice de la voiture.

Souvent l'abcès des reins s'ouvre dans le bassinet; alors le pus s'échappe par les urines et, comme il n'est qu'imparfaitement mêlé avec elles, il se précipite à l'instant au fond du vase.

Le pus qui s'écoule en premier lieu est presque toujours fétide et quelquefois sanguinolent, surtout si la vomique a été lente à s'ouvrir.

Mais, s'il devient par suite léger, égal et blanc, c'est le gage presque assuré d'une prochaine guérison.

Plus la condition du pus s'éloigne de ces qualités, plus il est mauvais.

Tandis que l'abcès s'évacue par les urines, les malades feront usage des émulsions, du petit lait, du lait d'anesse, de la décoction d'aigremoine, de verge d'or, d'eau de Seltz coupée avec partie égale de lait; ils en boiront abondamment pour tempérer l'acreté des urines qui, baignant immédiatement l'ulcère , l'irriteraient sans cesse et le perpétueraient , si on n'avait le plus grand soin de les adoucir.

Les baumes naturels doivent être ensuite employés, et comme détersifs, et comme cicatrisans.

Van-Swieten vante avec raison l'efficacité des pilules suivantes :

Prenez Suc de réglisse épaissi. . . . . . . 1 once.
        Baume de copahu. . . . . 1 gros.

Faites une masse et divisez en pilules de trois grains. Les malades en prendront huit , toutes les quatre heures , et boiront après chaque dose une tasse de petit lait ou de décoction vulnéraire.

Les baumes donnés à trop fortes doses , échauffent et irritent à l'excès , sur-tout si on omet de leur adjoindre les boissons délayantes ; quelquefois même ils enflamment les voies urinaires et font naître des stranguries très-graves.

On continuera l'usage de ces remèdes aussi long-tems que les urines seront purulentes. Ensuite on en viendra aux fortifians et aux consolidans , tels que le mastic , l'oliban , la sarcocolle.

Je fis , en 1772 , une cure remarquable, dans la personne d'un chirurgien , protégé d'une manière toute spéciale par l'impératrice , et attaqué d'une suppuration des reins.

Cette suppuration eut lieu à la suite d'une né-phritis occasionnée par la suppression des hé-morrhoïdes. Pendant plusieurs mois, il avait fait usage de divers médicamens infructueux , et lors-que je fus appelé, le malade, consumé par une fièvre violente, était dans le marasme le plus complet.

Il rendait tous les jours , avec les urines, une grande abondance de pus fétide , il était tour-menté par la soif, la strangurie , le ténesme et la constipation. Je lui ordonnai d'abord la décoc-tion de quinquina et d'aigremoine, et , pour bois-son ordinaire , celle de lichen d'Islande , coupée avec le lait et l'eau. Il fit usage des lavemens émolliens , et pour remédier à l'insomnie, aux anxiétés et aux douleurs , je prescrivis les paré-goriques.

Ces premiers moyens modérèrent la fièvre, di-minuèrent la purulence des urines et remontèrent un peu les forces.

Je passai à l'usage de pilules composées avec la sarcocolle, le mastic, la gomme arabique et le baume de copahu. Mais elles rallumèrent la fièvre que je combattis de nouveau avec succès, en abandonnant les balsamiques, et en faisant boire copieusement au malade la décoction de quin-quina et des émulsions. Mais, quoique la fièvre cédât une seconde fois à ces derniers moyens, l'excrétion du pus était toujours abondante, les forces abattues et le corps exténué. En consé-quence, je changeai de procédé et j'eus recours à la mixture suivante, à prendre dans les vingt-quatre heures :

Prenez Eau de fleurs de coquelicots. .   1 livre.

      Extrait résineux de quinquina.

      Gomme arabique. . . . aa . . ⸺ 2 gros.

      Poudre d'uva-ursi. . . . . . . 1 gros.

      Sirops de pavots blancs. . . . 2 onces.

M.

Le malade buvait, après chaque dose de cette potion, un mélange composé d'une partie d'eau de chaux avec trois parties de lait.

Après un usage long-tems continué de ces remèdes, les symptômes se calmèrent, et je revins aux pilules de mastic et de baume de copahu, auxquelles je joignis l'uva-ursi et l'extrait rési-neux de quinquina. Je prescrivis en même tems les eaux de Spa, et le malade recouvra pleinement la santé.

Il arrive quelquefois que le rein enflammé ayant

contracté une forte adhérence avec le colon, le pus s'ouvre une issue dans le canal intestinal et est évacué par cette voie. Dans cette circonstance, le traitement doit être le même que celui que nous avons établi en parlant de la suppuration des intestins,

D'autrefois l'abcès se forme vers les parties extérieures ; mais, quoiqu'on ait alors la faculté de l'ouvrir par les moyens chirurgicaux, le plus souvent il est suivi d'ulcères fistuleux.

Il y a près de six ans qu'un jeune homme consumé par une fièvre lente, fut transporté à notre hôpital ; il avait les joues rouges et était dévoré par une soif inextinguible ; il ressentait dans la région lombaire et dans tout le trajet des voies urinaires une douleur aigüe qu'irritait cruellement le passage des urines, lesquelles étaient rares, rousses, très-puantes, et chariaient une grande abondance de pus, qui gagnait à l'instant le fond du vase. Il fut impossible d'obtenir de ce malade stupide et légèrement délirant, aucun détail sur les causes ou l'histoire de sa maladie. J'essayai différens remèdes, la décoction de salep, celle de quinquina, d'aigremoine, et de verge-d'or, les émulsions, l'eau de chaux coupée avec le lait, etc. Je n'en obtins aucun effet, et le malade périt.

Je soupçonnais une suppuration dans les voies urinaires. Cependant, à l'ouverture du cadavre, je trouvai tous ces organes sains ; mais, dans presque toutes les parties du corps, en pressant le tissu cellulaire, on en exprimait du pus.

Le tems requis pour la maturité de l'abcès étant écoulé, si la douleur et la fièvre cessent, s'il reste une tumeur dure avec un sentiment douloureux de pression dans la région des reins, si les urines sont aqueuses et peu abondantes, ce sont autant de preuves de la formation d'un squirre irremédiable.

D'où résulte la claudication et la paralysie de l'extrémité inférieure du côté affecté, paralysie occasionnée par la compression qu'exerce la tumeur sur le muscle psoas et sur les nerfs de la moelle de l'épine qui vont à cette extrémité.

Il nous resterait encore à parler de l'inflammation de quelques autres viscères, tels que la rate, le mésentère, etc. ; mais il serait superflu d'en traiter particulièrement, et nous ne pourrions que répéter ce qui a été dit dans les chapitres précédens, dans lesquels on trouvera tout ce qui est nécessaire à l'intelligence des maladies que nous omettons.

CHAPITRE XXIV.

DU RHUMATISME.

LES anciens désignaient rarement, sous le nom de rhumatisme, la maladie qui fait l'objet de ce chapitre, et ils appelaient arthritiques toutes les douleurs des membres, et même les douleurs externes.

BOERRHAVE lui-même, dans la première édition de ses aphorismes, ne faisait aucune mention du rhumatisme.

Les modernes le définissent : une douleur atroce et déchirante, s'irritant cruellement au plus léger mouvement, attaquant les articulations et plus particulièrement les genoux, les lombes, l'énarthrose du fémur avec l'os innominé, et se portant quelquefois même, au cerveau, aux poumons et aux autres viscères.

La cessation et les retours périodiques du rhumatisme que BOERRHAVE fait entrer, comme caractère essentiel, dans la définition qu'il donne de cette maladie, n'ont pas toujours lieu.

Quelquefois le rhumatisme attaque presque toutes les parties du corps en même tems , d'autrefois il n'en occupe qu'une seule.

Une douleur aigüe et fixe à la région des lombes , douleur qui descend jusqu'au sacrum et se fait sentir aux reins , aux uretères et à la vessie , est ce qu'on appelle un lumbago rhumatique. Si elle se fixe à la hanche , on la nomme ischiadique ou sciatique,

Les auteurs ne sont pas d'accord sur le siège du rhumatisme.

Frédéric HOFFMANN le place dans tous les muscles , dans leurs membranes , leurs tendons et dans les parties situées dans l'espace qui existe d'une articulation à l'autre ; bien plus , il pense qu'on peut rapporter au genre des affections rhumatismales les douleurs même des articulations , si toutefois ces douleurs , en même tems qu'elles se font sentir dans les jointures , existent aussi dans les muscles, les tendons et le périoste compris dans l'espace intermédiaire des articulations.

BOERRHAVE , dans son chapitre du rhumatisme , ne fait mention ni des muscles ni de leurs membranes.

PRINGLE remarque que, dans le rhumatisme , les articulations sont douloureuses.

Il est vrsisemblable que cette maladie n'attaque pas seulement les articles, mais encore les aponévroses, celles, par exemple, qui recouvrent les muscles du cou, du dos, etc (1).

On divise le rhumatisme en fébrile et en non fébrile.

Je ne parlerai ici que du premier; je me réserve de traiter du second dans l'ouvrage sur les maladies chroniques, chapitre de l'*arthritis ;* car, plusieurs causes éloignées tant internes qu'externes du rhumatisme non fébrile sont communes aux douleurs arthritiques, et je pense, avec plusieurs médecins célèbres, tels que LUDWIG (2)

---

(1) Suivant CULLEN les articulations les plus larges sont celles qui sont le plus souvent affectées dans le rhumatisme ; telles sont les hanches, les genoux, les épaules, le coude ; souvent les malléoles et les poignets le sont aussi ; mais les articulations plus petites, celles des orteils ou des doigts sont rarement atteintes de ce genre de douleur, et c'est là au contraire où la goutte pour l'ordinaire se manifeste en premier lieu. BOSQUILLON a parfaitement décrit les caractères distinctifs du rhumatisme et de la goutte. (Voy. élémens de med.., prat. de CULLEN, tom. I, pag. 296, note I.)(*Note du traducteur.*)

(2) Instit. medic. clinic., pag. 261.

et Vogel (1), que ces deux affections ne diffèrent uniquement que par leur siège.

Le rhumatisme fébrile se subdivise encore en deux espèces particulières, l'une purement inflammatoire, l'autre accompagnée d'une sorte de fièvre catarrhale.

Le rhumatisme inflammatoire attaque communément les adolescens, les sujets sanguins et ceux sur-tout qui sont exposés aux injures de l'air. Parmi les femmes, les plus actives sont aussi celles qui y sont le plus sujettes.

Une vie splendide, l'abus des liqueurs spiritueuses, la suppression d'une hémorragie habituelle ou de la transpiration sont des causes déterminantes de cette maladie.

On conçoit difficilement que le rhumatisme fébrile puisse être produit uniquement par la surabondance du sang. Mais, si la plénitude sanguine se joint au vice des humeurs, le concours de ces deux causes est très-propre à le faire naître, et, dans ces circonstances défavorables, un courant d'air froid auquel le sujet se trouve exposé, suffit quelquefois pour occasionner ce genre d'affection.

____

(1) Pag. 367.

Car, les parties externes étant froncées et la peau rendue imperméable par le contact de cet air froid, l'afflux des humeurs qui ne peuvent plus s'exhaler au dehors, engorge et distend les vaisseaux subcutanés ; d'où naît la douleur. La tumeur et la rougeur des parties affectées semblent confirmer cette théorie.

Delà, comme les articulations et les aponévroses qui recouvrent les muscles ne sont pas, dans plusieurs parties du corps, très-éloignées des tégumens sur lesquels le froid exerce subitement son action, on concevra sans peine la raison pour laquelle ces mêmes parties sont si fréquemment le siège des douleurs rhumatismales.

On expliquera de la même manière, pourquoi cette maladie est plus commune au printems et en automne, lorsqu'à la chaleur du jour succède rapidement la fraîcheur de la nuit.

On assigne encore pour cause du rhumatisme inflammatoire l'épaisseur et la viscosité du sang.

Cette maladie s'annonce par le frisson et la fièvre suivis de douleurs, vagues ou fixes. Ces dernières sont souvent accompagnées de l'enflure de la partie et d'une grande sensibilité au toucher. Quelquefois cependant on ne remarque aucune tuméfaction.

Le pouls est vîte, plein et dur, la soif brûlante, les urines rouges, quelquefois épaisses, troubles, fétides et ardentes.

Chez les jeunes gens, suivant la remarque de VOGEL (1), les affections rhumatismales se fixent plus communément à la tête, à la poitrine, aux épaules, aux bras, aux mains et au dos. Dans l'âge mûr et dans la vieillesse, elles occupent aussi parfois la région dorsale, mais le plus souvent elles gagnent les extrémités inférieures, les jambes, les cuisses, les hanches (2). Lorsque la maladie se porte vers les parties internes, elle occupe, dans la jeunesse, le cerveau, la gorge,

---

(1) De cognoscend. et cur. præcip. corp. affect., pag. 369.

(2) Il est reconnu que généralement les maladies de la jeunesse attaquent le plus souvent les parties supérieures, celles de l'âge mûr, la région moyenne du corps, et que les parties inférieures, sont le siège le plus fréquent des affections morbifiques dans la vieillesse. STOLL observe d'une autre part, que si on s'expose imprudemment au froid, dans une état de sueurs, l'effet du réfroidissement se porte ordinairement aux parties supérieures dans l'hiver, aux moyennes dans le printems, et au bas-ventre dans l'été et pendant l'automne. Ce contraste des influences des saisons de la vie et de celles de l'année mérite d'être remarqué.) (*Note du trad.*)

les organes du thorax, et dans l'âge plus avancé, c'est sur les hypocondres, les intestins, les reins et la vessie qu'elle exerce plus ordinairement ses fureurs.

Le rhumatisme fixe est plus douloureux; le rhumatisme erratile entraîne plus de danger, et devient quelquefois subitement mortel en se portant tout-à-coup au cerveau, aux poumons, etc.

Les affections rhumatismales sont plus graves et plus rebelles chez les vieillards que chez les jeunes gens et les sujets du moyen âge.

Les douleurs rhumatiques sont d'autant plus aigües, et la maladie d'autant plus cruelle dans tout son cours, que la fièvre d'invasion est plus violente.

Rarement le rhumatisme se termine par un abcès; quelquefois on remarque une fluctuation manifeste aux parties douloureuses, mais, au bout de quelques jours, elle disparaît.

Le rhumatisme inflammatoire dégénère souvent en rhumatisme chronique.

La partie qui a été souvent et long-tems en proie aux douleurs rhumatismales, est aussi celle où elles se fixeront plus ordinairement par la suite. Car les vaisseaux distendus et débilités par les premières attaques sont moins capables de résister aux suivantes , et seront aussi plus facilement envahis.

Si la maladie est légère , elle peut être emportée par la transpiration insensible; si au contraire elle est grave , elle se terminera par les sueurs, par les urines , par la diarrhée ou les hémorragies.

Les douleurs sciatiques cèdent quelquefois au flux hémorrhoïdal.

Le traitement varie , ainsi que les causes , les symptômes et le caractère de la maladie.

Si les douleurs ont peu d'intensité , on les combattra efficacement par les seuls délayans , les boissons tièdes et un régime approprié.

La force et la plénitude du pouls exigent la saignée , laquelle doit être faite à la partie la plus rapprochée de siège du mal , et répétée jusqu'à ce qu'on soit parvenu à modérer l'impétuosité de la fièvre.

Souvent , dans cette maladie , le sang se couvre d'une croûte inflammatoire comme dans la pleurésie.

Quelques auteurs recommandent l'application des sangsues autour de la tumeur inflammatoire.

Les sujets délicats et très-sensibles supporteront à peine cette application , car souvent le toucher le plus superficiel leur cause des douleurs atroces.

On conseille aussi les fomentations émollientes rendues légèrement fondantes par l'addition du savon de Venise. Mais, si la violence des douleurs et l'excessive sensibilité de la partie affectée rendent impossible l'emploi de pareils moyens, on se contentera d'exposer cette même partie à la vapeur de l'eau chaude.

On s'abstiendra de toutes applications spiritueuses, camphrées, froides ; elles ne pourraient qu'augmenter la constriction déja existante.

Si le ventre est serré, on aura recours aux lavemens rafraîchissans.

Intérieurement on prescrira, à grandes doses, la mixture d'eau de fleurs de sureau, de rob de sureau et de vinaigre fortement chargée de sel polychreste (tartrite de soude) ou de nitre.

Le savant BROCKLESBY (1), au début d'un rhumatisme inflammatoire, commençait par tirer du sang, suivant le besoin ; il faisait boire ensuite, trois, quatre, et même six pintes par jour, de décoction d'avoine, à laquelle il ajoutait un gros de sel de nître par livre de liquide. Après avoir fait usage de cette boisson pendant trois ou quatre

---

(1) Oeconomic. and. medical. observations., pag. 116.

jours, il survenait des sueurs très-copieuses, et les malades étaient guéris.

Dans les maladies inflammatoires, VAN-SWIE-TEN faisait un assez fréquent usage du nitre, à forte dose, et souvent il en donnait une demi-once et même jusqu'à six gros dans l'espace de vingt-quatre heures ; mais il avait soin que les malades prissent en même tems une grande abondance de boissons délayantes ; il n'était point arrêté par l'effet réfrigérant de ce sel neutre ; il savait que cet effet n'avait lieu qu'au moment de la dissolution de la substance saline, et qu'il cessait l'instant après.

Dans le traitement des nombreux rhumatismes qui se sont présentés dans ma pratique, je n'ai jamais excédé la dose d'une demi-once de sel de nitre (1) par jour, et le plus habiles praticiens,

---

(1) Cette dose quoique moindre de deux tiers de celle que prescrivait BROCKLESBY, me paraît encore exorbitante, surtout dans une maladie inflammatoire. Je craindrais qu'en France, on ne la donnât pas toujours impunément, même dans le rhumatisme chronique, où cependant ce sel, prudemment administré, a d'excellens effets, principalement lorsque la maladie a pour cause l'épaississement et la viscosité des humeurs, et que le sujet manque d'énergie. (*Note du traducteur.*)

tels

tels que Monro, médecin des armées d'Angle-terre, et autres, ne l'ont jamais porté à une dose aussi forte que Brocklesby.

Je n'ai pas trouvé de remède plus puissant contre les affections rhumatismales que·le rob de sureau, et j'en donne jusqu'à trois ou quatre onces par jour; il fond les humeurs sans en augmenter le mouvement, et il est tout-à-la-fois diaphoré-tique, diurétique et laxatif.

On ajoutera avec succès à la mixture dont j'ai parlé plus haut quelques onces de pulpes de ta-marin, afin de provoquer, chaque jour, quelques excrétions alvines; car, comme on a remarqué assez souvent qu'une diarrhée spontanée était sa-lutaire dans les rhumatismes, il est possible que, provoquée par l'art, elle soit aussi quelquefois profitable.

Dans le principe de la maladie, et lorsqu'elle attaque des personnes qui vivent spendidement, les purgatifs légers sont presque les seuls remèdes qui procurent quelque soulagement à cette classe de malades.

Sydenham rejette l'usage des purgatifs admi-nistrés au moment de l'invasion du rhumatisme. Mais il n'a entendu parler que des drastiques dont l'effet serait de porter le trouble et la confusion dans les humeurs , et d'empêcher le cours des sueurs et des urines qui , lorsqu'elles surviennent au déclin de la maladie , sont le plus souvent peremptoires.

Lorsqu'on est parvenu à tempérer la violence de la fièvre , il faut renoncer aux laxatifs dont l'usage trop prolongé détruirait les forces du malade.

Alors le petit lait, la décoction d'avoine, d'orge, de chiendent , édulcorée avec l'oximel, seront très-avantageux.

A cette époque de la maladie , on s'abstiendra de toute espèce de remèdes stimulans , chauds , aromatiques , sudorifiques ; car ils rallumeraient la fièvre et pourraient produire l'inflammation de quelques organes essentiels à la vie , ou , en provoquant les sueurs , ils chasseraient la partie la plus subtile des humeurs , et augmenteraient ainsi la densité et en même tems la fixité de la matière morbifique.

On se gardera donc de suivre la pratique de DAWSON (1) lequel , blamant la méthode de ceux qui cherchent à calmer la fièvre dans le rhumatisme aigu , conseille au contraire, en ce cas, la teinture

---

(1) Cases in the acute rheumatisme and the gout.

volatile de gomme de gayac. Je ne comprends pas comment VAN-SWIETEN, après avoir vanté dans ses commentaires l'excellence du traitement anti-phlogistique dans le rhumatisme inflammatoire, conseille ailleurs les yeux d'écrevisses et l'infusion de sassafras dans cette même maladie, et diffère jusqu'au quatrième jour l'usage des eccoprotiques. (Voy. son traité des maladies des soldats (1).

PRINGLE observe que les sueurs ne sont jamais salutaires dans les rhumatismes chauds.

Les narcotiques augmentent la fièvre, provoquent les sueurs et empêchent les évacuations alvines.

J'ai vu, dans un rhumatisme inflammatoire, la fièvre déja modérée s'exaspérer de nouveau par l'usage de l'opium, au point de nécessiter une ample saignée.

BOERRHAVE, atteint de douleurs rhumatismales et trompé par la similitude de ces mêmes douleurs et par la disposition au vomissement, se crut attaqué du calcul et prit de l'opium. La douleur cessa incontinent, mais, le jour suivant, elle se renouvella avec fureur dans les lombes et dura plusieurs mois.

---

(1) Bon den feldkrankheiten. , pag. 54.

Cependant, si le sujet est tellement irritable qu'il y ait lieu de craindre que la violence des douleurs fasse naître des convulsions, il est indispensable de recourir aux parégoriques.

Lorsqu'après avoir tempéré la fièvre par la saignée, la douleur et l'enflure des articulations persévèrent opiniâtrement, PRINGLE conseille l'application des sangsues à la partie la plus douloureuse et la plus tuméfiée, et il veut, lorsqu'elles sont tombées, qu'on laisse au sang un libre cours, jusqu'à ce qu'il s'arrête naturellement.

Si, par l'abus des spiritueux ou par l'effet du froid, l'humeur rhumatisante se porte de la surface aux organes internes, le danger devient imminent. On reconnaît cette métastase par le changement subit du siège de la douleur, par le délire, l'oppression de la poitrine, etc.

Tous les efforts de l'art doivent tendre à rappeler la matière morbifique à l'extérieur.

S'il y a beaucoup de fièvre et si le pouls est dur et fort, il faut tirer du sang avec profusion, ordonner les bains de pieds et les fomentations émollientes aux lieux que la douleur occupait précédemment; si ces premiers moyens sont insuffisans, on appliquera les sinapismes les plus acres et même des vésicatoires aux membres et, s'il est nécessaire, aux parties affectées en premier lieu.

Le corps doit être modérément couvert, et les malades boiront abondamment une décoction tiède de chiendent et de fleurs de sureau.

Après avoir désempli les vaisseaux et modéré l'impétuosité fébrile, de légères doses de camphre et de nitre produiront les effets les plus avantageux.

Le campre à forte dose, augmenterait la chaleur et provoquerait des sueurs nuisibles, suivant l'observation de PRINGLE.

Outre le rhumatisme inflammatoire, proprement dit, nous avons dénoncé, au commencement de ce chapitre, une autre affection de ce genre, accompagnée d'une fièvre semblable à la catarrhale.

Cette autre affection rhumatismale diffère du catarrhe, en ce que celui-ci a uniquement son siège dans la membrane de Schneïder, tandis que le rhumatisme occupe et les membranes et les muscles.

Les personnes faibles et délicates sont celles qui sont le plus sujettes à ce genre de rhumatisme.

Il s'annonce par les frissons, les lassitudes, auxquels se joignent bientôt des douleurs universelles ou locales, qui angmentent vers le soir;

le pouls est faible et accéléré, la soif impérieuse, le mal de tête violent, les urines tantôt naturelles et tantôt nébuleuses.

Le cours de cette affection rhumatique n'a pas de terme fixe, et l'on remarque que la fièvre qui l'accompagne est sur-tout longue et obstinée.

Cette maladie se termine souvent par une éruption miliaire, quelquefois par des urines déposant un sédiment muqueux, très-fréquemment par des sueurs égales et abondantes, pourvu que celles-ci n'aient été sollicitées ni par un régime, ni par des médicamens trop chauds.

Lorsque le mal est léger, il est efficacement combattu par une chaleur modérée du corps et par les boissons tièdes, telles que l'eau de chiendent, de fleurs de sureau avec le sirop des deux racines (1) et le nitre ; mais la plus légère cause suffit pour le rappeller.

Si la maladie est d'un caractère grave, et si elle

---

(1) Ces deux racines, sont celles de persil et de fenouil, lesquelles entrent aussi dans le sirop, dit des cinq racines, avec celles d'ache, d'asperges, de petit houx. Ces sirops, présentement peu usités, méritent de l'être davantage, et ne manquent pas d'une certaine efficacité. (*Note du trad.*)

attaque spécialement une partie, les fomentations avec l'infusion de fleurs de sureau et la cigüe, ou, comme le conseille SARCONE (1), l'extrait de cette dernière plante appliquée en forme d'emplâtre sur le lieu de la douleur, produisent quelquefois de très-bons effets.

La saignée est moins nécessaire dans l'espèce dont il s'agit, que dans le rhumatisme inflammatoire. Cependant elle est quelquefois commandée par l'excès de la chaleur et de la douleur, et le sang qu'on tire présente une couenne surnageant sur une grande abondance de serum.

La saburre de l'estomac et des intestins doit être évacuée par un léger émétique ou par un cathartique.

Du reste, les purgatifs conviennent peu dans ce genre d'affection.

Après avoir pourvu à la netteté des premières voies, on prescrira la décoction de racines de chiendent, de fenouil, de fleurs de sureau, avec les sels neutres, et si la soif et la chaleur l'exigent, on y ajoutera quelques onces de suc de citron.

Le sel polychreste (tartrite de soude) et le nitre

---

(1) Tom. 1, pag. 107.

doivent être donnés ici avec plus de réserve que dans le rhumatisme inflammatoire, car, ces sels pourraient déterminer une diarrhée nuisible à l'état des forces.

Les malades useront abondamment et sans relâche, de boissons délayantes, telles que l'eau d'orge avec l'oximel et le sirop des deux racines; car, il est important de fournir à la nature un véhicule suffisant pour entraîner la matière morbifique. Si la fièvre diminue sous l'action de ces remèdes, et si la douleur, cependant, persévère avec la même violence, on appliquera sur la partie souffrante un emplâtre vésicatoire mitigé par l'onguent de mélilot, et on répétera cette application jusqu'à ce qu'on ait obtenu quelque soulagement.

STORK (1) essaya d'appliquer à la partie malade les feuilles broyées de renoncules des prés, comme vésicatoires. Ce topique excitait constamment beaucoup de douleur; mais il faisait naître à la peau des vésicules d'ou s'écoulaient d'abondantes sérosités, et le rhumatisme se dissipait complétement. Cependant, la plaie suintait un ichor acre pendant

____

(1) Ann. medic. II, pag. 122, 123.

un tems très-long , et se guérissait plus difficilement que celle produite par les cantharides.

Si le pouls devient inégal, intermittent ou très-
faible , on ordonnera le camphre à doses légères,
et on appliquera des épispastiques aux bras ou
aux cuisses.

Les soubresauts des tendons, la disposition co-
mateuse, l'obscurcissement de la vue doivent être
combattus par un large vésicatoire à la nuque.

Quand la faiblesse est extrême et que les retours
de la fièvre affectent un certain périodisme , les
délayans et les diaphorétiques ci-dessus indiqués
doivent être continués , et on leur adjoindra
l'écorce du Pérou.

Dans toute autre circonstance de cette maladie,
le quinquina ne calme ni la fièvre, ni les autres
symptômes. Bien plus , il augmente la chaleur et
fait naître de l'oppression à la poitrine.

STORK rapporte l'histoire de malades affligés de
douleurs rhumatiques fébriles universelles , et
chez qui la peau , au troisième et quatrième jour,
se soulevait et formait une tumeur générale ,
blanche et douloureuse. Après avoir dissipé la
fièvre par les moyens convenables , l'enflure des
membres disparaissait tout-à-coup , et la matière
de la maladie répandue dans toutes les parties ,

s'accumulait dans une seule, et y formait des tumeurs lymphatiques énormes.

Les discussifs extérieurement, et intérieurement les sudorifiques, les diurétiques étaient infructueux dans ce cas particulier, et il fallait ouvrir le dépôt avec l'instrument tranchant. L'ouverture faite, il s'en écoulait une sérosité jaune, visqueuse, et qui, soumise à une douce chaleur, s'épaississait facilement.

Cet écoulement abondant entretenait la plaie et s'opposait à la formation de la cicatrice.

Si on traitait cette même plaie par les astringens, leur usage était suivi d'anxiétés et du retour de la fièvre. Stork imagina de la panser quatre fois par jour avec des tentes de charpies imbibées d'une infusion de ciguë, et, dans l'espace d'une semaine ou deux, la cicatrisation était complète.

Dans trois cas de ce genre, l'humeur rhumatismale, ainsi répandue sur toute la surface du corps, se porta tout-à-coup aux poumons et au cerveau, et la mort fut la suite immédiate de cette funeste métastase.

Les malades attaqués d'un rhumatisme fébrile doivent s'astreindre à une diète peu nourrissante et composée de panades légères, d'orge, de riz et de fruits d'été.

Ils doivent éviter d'être trop couverts dans leur lit; mais il paraît peu convenable, quoiqu'en dise SYDENHAM, que chaque jour ils se tiennent levés pendant quelques heures, car il serait à craindre que la transpiration ne se supprimât (1).

Si, à la suite d'un rhumatisme, il restait de la faiblesse, de la pésanteur ou de la roideur dans les parties affectées, on remédiera à cette incommodité par l'application d'onguens émolliens et par les embrocations.

Les bains sulfureux de Bade près Vienne sont en ce cas de la plus grande efficacité.

Pendant l'avant dernière guerre, on y éleva, par les ordres de l'impératrice Marie Thérèse, un édifice où les officiers et les soldats qui venaient y prendre les bains, étaient entretenus à ses frais. On y conduisit des tuyaux de différens calibres par lesquels on peut commodément diriger la douche sur les différentes parties du corps.

Lorsqu'on administre la douche, le tuyau doit d'abord être très-rapproché de la partie malade;

---

(1) SYDENHAM a bien entendu qu'on prendrait les précautions nécessaires pour obvier à cet inconvénient qu'il est en effet très-possible de prévenir, quoique hors du lit. *(Note du trad.)*

on l'éloignera ensuite peu-à-peu , afin d'augmenter la force de percussion de la colonne d'eau d'une manière insensible , et sans exciter de douleurs chez les sujets qui s'y trouvent ainsi graduellement accoutumés.

Ceux qui sont trop faibles pour se rendre à Bade , ou à qui leurs affaires ne permettent point un pareil déplacement , peuvent y suppléer par les bains artificiels vantés par SORBAIT et dont voici la prescription :

Prenez Chaux vive. . . . .
      Souffre. . . . . . aa. . . . . . . demi-livre.
      D'eau commune. . . . . . . 3o livres.

Après une seule ébullition , on laissera reposer le mélange pendant la nuit , et le lendemain on répandra dans un bain ordinaire cette lessive décantée.

En faisant bouillir de nouveau le résidu qui se trouve au fond du vase , dans la quantité d'eau indiquée pour le premier bain , on aura une seconde lessive pour le jour suivant , et on pourra répéter le même procédé jusqu'à quatre fois avant de renouveller les ingrédiens. Ces bains , suivant l'avis de CRANTZ , le cèdent à peine aux bains naturels ; ils ont même sur ceux-ci l'avantage de pouvoir être modifiés à volonté et suivant les différentes indications.

Mais il est quelquefois nécessaire de les continuer long-tems, et STRACK (1) observe que très-souvent c'est pour n'en avoir pas fait un usage assez soutenu que les bains de Bade ont manqué leur effet.

A la suite du rhumatisme, on doit user du vin avec réserve, éviter les aromates, les substances grasses, les viandes fumées, en un mot tous les alimens de difficile digestion.

Quelques convalescens sont dans un état de faiblesse et d'epuisement tel qu'ils semblent menacés d'éthisie. Le quinquina, le lichen d'Islande avec le lait (n°. 39) leur seront salutaires.

Comme le rhumatisme est une maladie très-sujette à récidive, pour en prévenir le retour, les frictions légères sur toute l'habitude du corps et l'usage habituel des chemises de flanelle sont des moyens recommandés.

Lorsque l'affection rhumatismale ne s'est fait

---

(1) De colic. pict. maximè que ob arthridem.

sentir que dans une seule partie, il est sage,
dans les tems froids, de couvrir le lieu de la
douleur avec une peau de lièvre préparée à cet
effet.

F O R M U L E S.

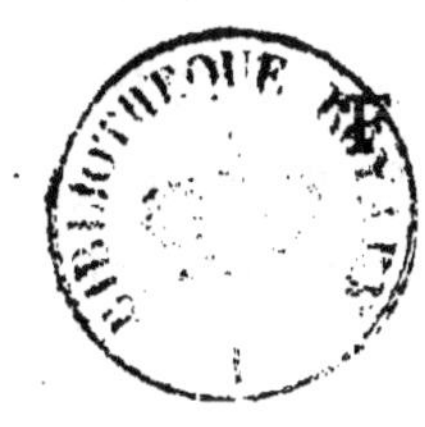

Nº. 1.

♃ Tamarin des Indes . . . . 2 onces.
Faites bouillir pendant un quart d'heure dans une
　livre et demie d'eau commune.
Passez et ajoutez :
　　Suc de citron. . . . . demi-once.
　　Manne. . . . . 2 onces.
Clarifiez. Le malade en prendra trois onces toutes
　les demi-heures, jusqu'à ce qu'il soit purgé.

Nº. 2.

♃ Teinture purgative du dis-
　　pensaire de Vienne ou
　　petit lait tamarindiné. . 1 livre.
　　Sel de seignette (tartrite de
　　de soude). . . . . 6 gros ou 1 once.
　　Sirop de roses solut. . . . 1 once et demie.
M. A prendre de la même manière que la mixture
　précédente.

Nº. 3.

♃ Pulpe de tamarin. . . . . 3 onces.

Crystal de tartre, (tartrite acidule
de potasse)............ 2 gros
Sirop de roses solut. ...... 4 gros.
Le malade prendra de tems en tems une cuillerée
de ce mélange, jusqu'à ce que le ventre soit
ouvert.

N°. 4.

℞ Eau de fontaine. ...... 8 onces.
Nitre.............. 2 gros.
Miel mercurial. .... 2 onces.
M. Pour un lavement.

N°. 5.

℞ Décoction d'orge. ... 8 onces.
Suc de citron. .... 1 once.
Sirop de framboises. . . 2 onces.
Sel polychreste (tartrite
de soude). .... 3 gros.
Nitre. ...... 1 gros.
M. On en prendra deux cuillerées toutes les demi-
heures.

Ou

℞ Eau de framboises. . . 1 livre.
Suc de citron. . , . . 1 once.
Sel de Glauber (sulfate
de soude). .... 4 gros.

Sirop

Sirop de framboises. . . . 2 onces et demie.
M. On en prendra un demi verre toutes les demi-
heures.

Nº. 6.

♃ Décoction d'orge. . . . . . . 4 livres.
Oximel simple. . . . . . . 3 onces.
Vinaigre. . . . . 1 once.
Nitre. . . . . 1 gros.
M. Le malade en boira à volonté.

Nº. 7.

♃ Semences de melons. . . .
Amandes douces. . aa. . . 1 once.
Faites, s. l., avec l'eau commune.
D'émulsion. . . . . 1 livre et demie.
Ajoutez :
Nitre purifié. . . . . . . demi-gros.
Sucre. . . . . q. s.

Nº. 8.

♃ Eau de fleurs de sureau. . . . . 10 onces.
Rob de sureau. . . . . 2 onces.
Vinaigre. . . . . 1 once.
Sel de Glauber (sulfate de soude). demi-once.
M. A prendre à la dose d'une once, toutes les
demi-heures.

Tome II. Y

N°. 9.

♃ Racines de chiendent. . . . . 3 onces.

Faites bouillir, pendant une demi-heure, dans s. q. d'eau commune, et faites infuser, pendant une autre demi-heure, dans cette décoction très-chaude.

Fleurs de sureau. . . . . 1 once.

Passez et ajoutez, pour une livre et demie de colature :

Sel polychreste (tartrite de soude). 2 gros.
Suc de citron. . . . . 1 once.
Sirop des cinq racines. . . . . 2 onces.

N°. 10.

♃ Oseille (toute la plante). . . . . 3 onces.

Faites bouillir, pendant un quart d'heure, dans s. q. d'eau commune, passez et ajoutez à deux livres et demie de colature :

sirop d'oseille. . . . . 2 onces.

M. A prendre à volonté.

N°. 11.

♃ Cerises aigres, mûres et récemment cueillies . . . . demi-livre.

Faites infuser, pendant un demi - quart d'heure dans l'eau très-chaude, passez et ajoutez, pour deux livres de colature :

Sirop de cerises aigres. . . . . 2 onces.

Nº. 12.

℞ Groseilles mûres . . . . . . demi-livre.
Faites infuser dans trois livres d'eau commune ;
agitez le mélange, passez et ajoutez :
Sirop de groseilles. . . . . . . 2 onces.

Nº, 13.

℞ Pain fermenté. . . . . demi-livre.
Poudre de moutarde. . . . . 1 once.
Vinaigre. . . . . q. s.

Nº. 14.

℞ Farine de seigle. . . . . . . 4 onces.
Poudre de moutarde. . . . . 3 onces.
Vinaigre. . . . . q. s.

Nº. 15.

℞ Eau commune. . . . . . demi-livre.
Suc de citron. . . . . 1 once.
Extrait de quinquina. . . demi-once.
Sel polychreste (tartrite de
soude). . . . . . . 1 gros et demi
Sirop de limons. . . . 2 onces.
M. On en prendra deux cuillerées toutes les de-
mi-heures.

Nº. 16.

℞ Quinquina concassé. . . 1 once et demie.

Faites bouillir dans deux livres d'eau commune
et réduire à moitié ; ajoutez à la colature :
   Sirop d'épine-vinette. . . . 2 onces.
   Tartre vitriolé (sulfate de
     potasse). . . . . 1 gros et demi.

N°. 17.

♃ Musc. . . . . 4 grains.
  Sucre blanc. . . . . 2 scrupules.
M.

N°. 18.

♃ Camphre. . . . . 15 grains.
  Gomme arabique en poudre. . 1 gros.
M. Triturez long-tems dans le mortier de verre et
ajoutez :
   Eau de mélisse. . . . . 4 onces.
   Sirop de kermès. . . . . . . demi-once.
M. Le malade prendra, toutes les deux ou trois
heures, une cuillerée de ce mélange.

N°. 19.

♃ Racines de serpentaire de
   Virginie. . . . . 1 once.
   Cochenille. . . . . . . 20 grains.
Jetez sur ces ingrédiens,
   D'eau bouillante. . . . . 1 livre et demie.

Laissez infuser pendant un jour dans un lieu modérément chaud ; passez et ajoutez à la colature , demi-once d'oleo-saccharum (fait avec l'huile de cannelle.)

N°. 20

℞ Esprit de corne de cerf (ammo-
     niaque de corne de cerf). . .
   Essence de castor. . . . aa . . 20 gouttes.
   Eau d'écorces d'oranges. . . . once et demie.
   Sirop d'écorces d'oranges. . . 1 demi-once.
M. A boire par cuillerée toutes les deux ou trois heures.

N°. 21.

℞ Vitriol blanc (sulfate de zinc). . demi-gros.
Faites dissoudre dans une once et demie d'eau commune.

N°. 22.

℞ Racines de guimauve. . . . . . 2 onces.
   Feuilles de guimauve. . . . . . 1 once.
Faites bouillir pendant un quart d'heure dans l'eau commune et ajoutez, pour deux livres de colature :

   Oximel simple. . . . . 2 onces.

N°. 23.

℞ Kermès minéral (oxide d'anti-
     moine sulfuré rouge). . . . 1 grain.

Sucre blanc. . . . . 1 scrupule.
F. une poudre.

N°. 24.

℞ Bol d'Arménie. . . . . 1 once.
Gomme arabique. . . . . 1 gros.
Eau de fleurs de pavots rouges. . 1 livre.
Diacode (1). . . . . 1 once.

N°. 25.

℞ Racines de salep. . . . . 3 gros.
Faites bouillir pendant un quart d'heure dans l'eau commune et ajoutez, pour une livre et demie de colature :
Diacode. . . . . 1 once.

N°. 26.

℞ Racines de satyrion pulvérisées. demi-once.
Délayez dans dix onces d'eau chaude et ajoutez :
Diacode. . . . . 1 once.

N°. 27.

℞ Racines de satyrion pulvérisées. 1 scrupule.

______

(1) On se souviendra que le diacode que l'auteur prescrit ici, n'est point notre sirop de ce nom. (Voy. chap. de la *rougeole*, tom. 1, pag. 173). (*Note du trad.*)

Oleo-saccharum (fait avec
l'huile de cannelle.). . . . . 10 grains.
M. F. une poudre.

N°. 28.

℞ Racines de guimauve. . . . demi-once.
Feuilles de mauve. . . . . 1 poignée.
Faites bouillir dans une livre d'eau et réduire à
neuf onces de colature; ajoutez :
Huile d'amandes douces. . . .
Miel mercurial. . . aa . . demi-once.
M. Pour un lavement.

N°. 29.

℞ Quinquina concassé. . .
Lichen d'Islande. . aa . 1 once.
Faites bouillir pendant une demi-heure dans l'eau
commune et ajoutez, pour une livre et demie de
colature :
Diacode. . . . . 1 once et demie.

N°. 3o.

℞ Sauge. . . . . . . ·1 poignée et demie.
Faites infuser, à vase clos, dans dix onces d'eau
bouillante ; quand l'infusion sera réfroidie,
passez et ajoutez :
Sirop de kermès. . . demi-once.

N°. 31.

℞ Racines de guimauve. . demi-once.
  Feuilles de guimauve. . 1 poignée.
Faites bouillir dans une livre d'eau et réduire à
  neuf onces ; ajoutez :
  Huile d'amandes douces. 1 once et demie.
  Electuaire lénitif. . . . 1 once.
M. Pour un lavement.

N°. 32.

℞ Eau commune. . . . . . 4 livres.
  Sucre blanc. . . . . . . 2 onces.
  Oleo-saccharum (fait avec l'es-
    sence d'écorces de citron). . demi-once.
  Esprit de vitriol (acide sulfurique étendu
d'eau) q. s. jusqu'à agréable acidité.
M.

N°. 33.

℞ Eau commune. . . . . . 4 livres.
  Sirop de framboises . . . . 3 onces.
  Esprit de vitriol. . . . . . q. s.
jusqu'à forte acidité

N°. 34.

℞ Écorce du Pérou grossière-
    ment concassée. . . . . 1 once.
Faites bouillir pendant trois quarts d'heures dans

l'eau commune; ajoutez sur la fin de l'ébullition :

Alliaire.   .   .   .   .

Scordium.   .   .   .   aa   .   .   1 poignée.

Passez et ajoutez , pour une livre et demie de colature :

Vin.   .   .   .   .   demi-livre.

Eau thériacale.   .   .   .   .   .   4 onces.

On appliquera sur la partie gangrénée des linges
imbibés de ce mélange chaud.

N°. 35.

Pour préparer le petit lait , il n'est pas facile de
déterminer d'une manière précise la dose requise
d'esprit de vitriol , soit à raison de la qualité
différente du lait , soit sur-tout à cause des
divers dégrés de force de l'acide et des autres
variétés qui peuvent s'y rencontrer. Car c'est
des acides minéraux que le petit lait emprunte
quelquefois ce goût légèrement amer , et d'autrefois cette saveur nauséabonde qu'on lui remarque assez souvent.

N°. 36.

♃ Quinquina concassé.   .   .   .   .   .   1 once.
Faites bouillir dans une livre et demie d'eau et

réduire à dix onces. Sur la fin de l'ébullition,
ajoutez :

Fleurs de camomille. . . . . . 3 pincées.

Passez. Pour un lavement.

N°. 37.

℞ Quinquina concassé. . . 1 once et demie.
  Limaille de fer. . . . . demi-once.
  Cannelle. . . . . 2 gros.

Mettez le tout dans une bouteille et ajoutez :

Bon vin. . . . . 1 livre et demie.

Passez et en donnez deux onces, deux ou trois
  fois par jour.

N°. 38.

℞ Quinquina réduit en poudre
  très-fine. . . . . demi-once.
  Extrait de mars. . . . . . . 2 gros.
  Sirop de cannelle. . . . . . . q. s.

Pour composer un électuaire de très-molle consistance. On en prendra une cuillerée quatre ou
  cinq fois par jour.

N°. 39.

℞ Absinthe. . . . .
  Petite centaurée. . . aa . 6 gros.

Faites infuser dans deux livres d'eau bouillante jusqu'à ce qu'elle soit refroidie; passez et ajoutez :

Sirop de chardon bénit. . 1 once et demie.

N°. 40.

♃ Racine d'ipécacuanha. . . . . . . 1 gros.
Faites infuser pendant la nuit, dans une once
   d'eau, passez et ajoutez :
   Oleo-saccharum à l'huile de cannelle. 1 gros.

N°. 41.

♃ Racines de chiendent. . . 3 onces.
            de guimauve. . . 1 once et demie.
Faites bouillir pendant un quart d'heure et ajoutez,
   pour vingt onces de colature :
   Terre foliée dé tartre (acé-
      tite de potasse). . . . 2 gros.
   Oximel simple. . . . . . 2 onces.
On en prendra une demi-tasse à café toutes les
deux ou trois heures.

N°. 42.

♃ Gomme arabique. . . . . . . Demi-once.
   Eau de Fleurs de coquelicots. . 1 livre.
A prendre par cuillerée, toutes les deux heures.

N°; 43.

♃ Fleurs de mauves grossière-
      ment pulvérisées. . . . Demi-livre.

Faites une espèce de bouillie avec s. q. de lait
et ajoutez, sur la fin de la coction,

Fleurs de sureau grossière-
ment pilées. . . . . . 1 once et demie.
Pour un cataplasme.

N⁰. 44.

℞ Baies de genièvre broyées. . . . 2 onces.
Faites infuser dans deux livres d'eau distillée de
genièvre et digérer, à vase clos, pendant trois
heures, dans un lieu modérément chaud,
ajoutez :

Rob de genièvre. . . . . . . 2 onces.
Passez.

N°. 45.

℞ Teinture aqueuse de rhu-
barbe. . . . . . . 4 onces.
Terre foliée de tartre (acé-
tite de potasse). . . 3 gros.
Oximel scillitique. . . .
Sirop de cannelle. . aa . . 1 once et demie.
M. On en prendra deux cuillerées toutes les trois
ou quatre heures.

N°. 46.

℞ Racines de chicorée. . . .

Feuilles de pissenlit. . . .

Tamarin. . . aa . . 2 onces.

Faites bouillir pendant un quart d'heure dans l'eau commune, passez et ajoutez, pour deux livres de colature :

Terre foliée de tartre (acétite de potasse). . . . . 2 gros.

Sirop des cinq racines. . . 3 onces.

Suc de citron. . . . . 1 once.

Esprit de nitre dulcifié (alcohol nitrique). . . . . 30 gouttes.

M.

℞ Pissenlit (feuilles et racines). 3 parties.

Oseille. . . . . . 1 partie.

Le tout en q. s. pour en exprimer

De suc. , . . . , . 3 onces.

Ajoutez :

Terre foliée de tartre. . . 1 gros.

Sirop de cannelle. . . . 4 gros.

M. A prendre en une seule dose.

N°. 47.

℞ Gomme ammoniaque. . . .

galbanum. . . .

Extrait de petite centaurée. aa . 2 gros.

de rhubarbe. . . .

Sel poiychreste (tartrite de soude). aa .   1 gros.
Faites une masse et divisez en pilules de trois
    grains. Le malade en prendra cinq, trois fois
    par jour.

N°. 48.

♃ Quinquina réduit en poudre très-fine   4 gros.
   Sel polychreste.   .   .   .   .   . 2 gros.
   Sirop de cannelle.   .   .   .   .   . 1 once.
   Eau de calament.   .   .   .   . 8 onces.

N°. 49.

♃ Poudre très-fine de quinquina. .   1 once.
   Sirop de cannelle.   .   .   .   . q. s.
Faites une masse et divisez en douze bols.

N°. 5o.

♃ Quinquina grossièrement concassé.   1 once.
Faites bouillir dans une livre et demie d'eau et
    réduire à neuf onces. Pour prendre en lave-
    ment.

N°. 51.

♃ Rob de genièvre.   .   .   .
         de sureau.   .   aa   .   2 onces.
   Oximel scillitique.   .   .   . 1 once.
   Poudre de petite centaurée.   . demi-once.

Sel d'absinthe. . . . 2 gros.
Sirop de menthe. . . . q. s.
Faites un électuaire très-mou. On en prendra,
trois fois par jour une cuillerée.

N°. 52.

♃ Gingembre confit. . . . . . .
Thériaque diates. . . aa . . . 1 once.
Sirop de cannelle. . . . . . 6 gros.
On en prendra un gros toutes les quatre heures.

N°. 53.

♃ Styrax calamite. . . . . . .
Benjoin. . . . .
Succin. . . . . . aa . . . demi-once.
Après avoir légèrement broyé ces substances, on
s'en servira pour faire des fumigations.

N°. 54.

♃ Crême de tartre (tartrite
acidule de potasse. . 2 gros.
Faites bouillir dans quatre livres d'eau commune
jusqu'à parfaite dissolution et ajoutez :
Sucre. . . . . . . 2 onces ou, q. s.
Suc récemment exprimé de
citron dépouillé de son
écorce. . . . . . 1 once.
M.

N°. 55.

℞ Feuilles d'acanthe ou branc-
    ursine. .   .   .   .   .
          de guimauve.   aa . 1 poignée.
    Fleurs de sureau. .   .   .
          de melilot.   . aa . demi-poignée.
    Racine de grande consoude ,
          de bardane,   . aa . demi-once.
Faites bouillir pendant une ou deux minutes dans
  deux livres d'eau , et ajoutez à la colature :
    Miel rosat. .   .   .   .   .   . 1 once.
M.

N°. 56.

℞ Bouillon de viande. .   .   .   . . 6 onces.
   Nitre purif. .   .   .   . 5 grains.
   Esprit de sel (acide muriatique). . 3 gouttes.
M.
℞ Lait récent. .   .   .   .   . - . . 6 onces.
   Jaune d'œuf. .   .   .   . . . N°. 1.

N°. 57.

℞ Feuilles de grand plantin. .
          de pimprenelle. aa . 1 poignée et d.
    Fleurs de roses rouges. . 1 poignée.
Faites bouillir dans une livre et demie d'eau et après

un

un moment d'ébullition, passez et ajoutez :

Oximel simple. . . . 1 once et demie.

N°. 58.

♃ Racines de chiendent. . 4 onces.

Faites bouillir dans quatre livres d'eau et réduire à trois livres, et versez cette décoction bouillante sur une poignée et demie de fleurs de sureau ; l'infusion étant réfroidie, passez et ajoutez :

Oximel simple. . . . 2 onces.

scillitique. . . 1 once.

M.

N°. 59.

♃ Feuilles de rue. . . . .

de scordium. . . . .

d'alliaire. . . . aa . 1 demi-poignée.

Faites infuser dans une livre et demie d'eau bouillante, laissez réfroidir la liqueur, passez et ajoutez :

Miel rosat. . . . . . 1 once.

Esprit de sel (acide muriatique). 10 ou 15 g.

suivant que cet acide est plus ou moins concentré.

N°. 60.

♃ Feuilles de sauge. . . 2 poignées.

Fleurs de roses rouges. . 1 poignée.

Tome II. Z

Faites infuser dans deux livres d'eau bouillante ;
laissez réfroidir, passez et ajoutez :

Liqueur anod. minérale. 30 ou 40 gouttes.

N°. 61.

2 Écorce de saint-bois. . . . 1 once.

Faites bouillir dans trois livres d'eau jusqu'à réduction du tiers ; jetez cette décoction bouillante sur :

Rapure de sassafras. . . .

de santal citrin aa . demi-once.

Semence d'anis étoilé. . . . 2 gros.

Laissez réfroidir et passez.

N°. 62.

2 Baies de genièvre broyées. 2 onces.

Faites infuser dans deux livres d'eau de genièvre
distillée, et laissez digérer, pendant trois heures,
à vase clos et dans un lieu modérément chaud ;
ajoutez :

Rob de genièvre. . . . 2 onces.

Oximel scillitique. . . 1 once et demie.

2 Sommités d'absinthe. . 2 onces.

Racines de calamus aroma-
ticus. . . . . . .

de gentiane. . .

d'impératoire. aa . 1 once.

Baies de laurier. . . . 1 once et demie.
   de genièvre. . . . . 3 onces.
Semences de daucus de Crète. 1 once.
Coupez, concassez, broyez et faites infuser chaudement, à vase clos, pendant vingt-quatre heures, dans huit livres de bon vin ou d'hydromel.

♃ Scille récente. . . . . demi-once.
  Cannelle. . . . . . . 1 once.
Faites infuser dans deux livres de bon vin.

♃ Cloportes vivantes. . . . 1 once.
  Scille. . . . . 1 gros et demi.
Broyez et faites infuser, pendant 24 heures, dans une livre de vin d'Autriche, en ayant soin d'agiter le vase de tems en tems, et ajoutez :
  Sirop de cannelle. . . . 2 onces.
On en prendra deux cuillerées toutes les trois ou quatre heures.

N°. 63.

♃ Résine de jalap. . . . , . 11 grains.
Faites dissoudre dans s. q. d'esprit de vin (alcohol).
  Oleo-saccharum (fait avec l'huile
    essentielle d'écorce d'oranges). q s.
♃ Extrait panchymagogue. . . . 10 grains.
  Résine de jalap. . . . . .
  Scammonée. . . . aa . . 6 grains.

Mêlez avec s. q. d'esprit de vin et divisez en
huit pilules, argentez.

A prendre en une seule dose.

N°. 64.

℞ Racines d'impératoire. . 2 gros.
         de pyrèthre. . ·
         de gingembre. ·
         de pimprenelle
            blanche. aa. . demi-gros.
Poivre. . · . . . .
Girofle. · . aa. . . 15 grains.
Mastic. . , . . · . 1 once et demie.

M. et réduisez en poudre grossière dont vous
enfermerez quinze ou vingt grains dans un
nouet, pour en faire un masticatoire.

N°. 65.

℞ Gomme ammoniaque bien pure. demi-once.
Extrait d'aunée. . . · . . 2 gros.
         de mars. . . · . · 1 gros.

M. Faites des pilules de deux ou trois grains.

N° 66.

℞ Racines de chiendent. . . . . 3 onces.
         de guimauve. . . . . 2 onces.

Faites bouillir pendant un quart d'heure dans l'eau

commune et ajoutez , pour deux liv. de colature :

 Nitre purif. . . . . 1 gros.

 Oximel simple. . . . . . . 2 onces.

N°. 67.

♃ Fleurs d'arnica. . . . . 1 gros et demi.

Faites infuser dans l'eau très-chaude pendant une demi-heure , passez et ajoutez à une livre de colature :

 Sirop des deux racines. . . . . 1 once.

On en prendea deux cuillerées toutes les deux ou trois heures.

N°. 68.

♃ Fleurs d'arnica. . . . . , . 1 once.

Faites bouillir pendant un quart d'heure dans l'eau commune jusqu'à réduction à deux livres de colature.

Pour fomentations.

N°. 69.

♃ Huile d'amandes douces

 récemment exprimée. . 1 once et demie.

Faites y dissoudre à une douce chaleur :

 Sperme de baleine. . . 1 gros et demi.

Ajoutez :

 Sirop de pavots blancs ou

 de fleurs de coquelicots. . 1 once.

Agitez continuellement ces differentes substances ,

jusqu'à ce que le tout, réfroidi et parfaitement mélangé, forme un look.

N°. 70.

♃ Eau de fenouil. . . . . . . 6 onces.
 Gomme ammoniaque pur. et tri-
  turée exactement avec un jaune
  d'œuf. . . . . 3 gros
 Sirop d'hyssope. . . . . . . 1 once.
On en prendra deux cuillerées toutes les deux ou trois heures.

N°. 71.

♃ Yeux d'écrevisses. . . . . 15 grains.
 Kermès min. (oxide d'anti-
  moine sulfuré rouge). . . 1 grain.
 Camphre trituré avec vingt grains
  de sucre. . . . . demi-grain.
M. Pour une seule dose.

N°. 72.

♃ Camphre. . . . . 15 grains.
 Gomme arabique en poudre. . 1 gros.
Triturez avec soin dans le mortier de verre et ajoutez :
 Eau de mélisse. . . . . . 6 onces.
 Sirop de kermès ou de quinquina. 2 onces.
On en prendra deux cuillerées toutes les deux ou trois heures.

Nº. 73.

♃ Ipécacuanha. . . . . 12 grains.
   Tartre émétique (tratrite de potasse antimonié. . . . . 1 grain.

Nº. 74.

♃ Gomme arabique pulvérisée. . 1 gros.
Faites dissoudre dans s. q. d'eau bouillante et réduire par l'évaporation à la consistance de mucilage très-épais, ajoutez :
Mucilage de semences de coings
   tiré avec l'eau de roses. . . . . 1 once.
Sirop de guimauve. . . . . . . 3 onces.

Nº. 75.

♃ Extrait de réglisse. . . . . . 2 gros.
   Oliban. . . . .
   Styrax calam. . . . . . .
   Baume de copahu. . aa . . 1 gros.
M. Et faites des pilules de trois grains.

Nº. 76.

♃ Racine de bardane. . . . . 2 onces.
Faites bouillir pendant un quart d'heure et ajoutez :
   Hyssope. . . . .
   Fleurs de sureau. . . aa . . 1 once.

Faites infuser pendant un demi-quart d'heure et
  ajoutez, pour deux livres de colature :

    Nitre. .   .   .   .   demi-gros.

    Oximel scillitique. .   .   .   1 once.

         simple. .   .   .   .   2 onces.

N°. 77.

♃ Tiges de douce-amere .   .   .   2 onces.

Coupez, broyez légèrement, faites infuser pendant une demi-heure dans s. q. d'eau chaude,
  et ajoutez à deux livres de colature :

    Oximel simple. .   .   .   .   .

    Sirop de fleurs de coquelicots. aa 1 once.

M. A prendre par doses de trois onces toutes les
  trois heures.

N°. 78.

♃ Gomme ammoniaque. .   .   demi-once.

    Extrait de trefle d'eau. .   .   2 gros.

        d'aunée. .   .   .   .   1 gros.

Faites un masse et divisez en pilules de trois
  grains, argentez.

On en prendra quatre doses par jour et chaque
  dose sera de cinq pilules.

N°. 79.

♃ Racines de chiendent. .   .   .   4 onces.

        d'oseille. .   .   .   .

Tamarin. . . . aa . . . 2 onces.
Faites bouillir pendant un quart d'heure et ré-
  duire à deux livres de colature , ajoutez :
  Sel de Glauber (sulfate de soude). 1 once.

N°. 80.

℞ Savon de Venise. . . . . 1 demi-once.
  Gomme ammoniaque. . . 2 gros.
  Extrait de rhubarbe. . . .
  Sel polychreste (tartrite de
  soude). . - . aa . . 1 gros.
Faites une masse s. l. et divisez en pilules de trois
  grains.
On en prendra quatre doses par jour , chaque
dose sera de six pilules.

N°. 81.

℞ Racines de guimauve. . demi-once.
  Graine de lin grossière-
  ment broyée. . . . 2 gros.
Faites bouillir dans une livre d'eau et réduire à
  huit onces ; ajoutez :
  Miel. . . . . . . 6 gros ou 1 once.
Pour un lavement.

N°. 82.

℞ Aigremoine. . . . . .
  Verge d'or. . . . . .

Sommités de mille-pertuis. aā.   parties égales.
Faites une infusion théiforme.

N°. 83.

℞ Onguent de soucis. , . . .   1 once.
    Camphre. . . . . . .   1 gros.
    Huile de menthe distill. . . . demi-gros.

N°. 84.

℞ Emplâtre stomachique ordinaire.
        de baies de laurier. aa . part. égales.
M.

N°. 85.

℞ Des quatre semences chaudes mi-
    neures. . . . aa . . demi-once.
Faites infuser dans deux livres d'eau très-chaude
   pendant un demi-quart d'heure , et ajoutez :
    Sel de Carlsbad (1). . . . 1 once.
    Sirop de fenouil. . . . . 2 onces.
M.

N°. 86.

℞ Huile de menthe. . 10 gouttes.

---

(1) Ou de sedlitz. (*Note du trad.*)

Faites s. l. un oleo-saccharum avec une once de
sucre ; ajoutez :

Eau de menthe. · · 10 onces.

Le malade en prendra de tems en tems deux cuillerées.

℞ Menthe. · · · ·

Mélisse· · aa . feuilles

et tiges. · · · · 1 poignée.

Faites infuser, à vase clos, dans une livre et demie d'eau. L'infusion étant réfroidie , ajoutez :

Sirop de menthe. · · demi-once ou 6 gros.

N°. 87.

℞ Extrait résineux de quinquina.
de mars·

Galbanum. · · · aa · · 2 gros.

Poivre concassé. · · · · · demi-gros.

Faites une masse s. l. et divisez en pilules de trois
grains. Argentez· On en prendra dix-huit par
jour , en trois doses.

N°. 88.

℞ Ipécacuanha. · · · · · ·

Rhubarbe. · · · · · · ·

Crystal de tartre (tartrite acidule
de potasse)· · · aa · · 12 grains.

N°. 89.

℞ Sel d'absinthe. . . . . . 2 scrupules.
Suc de citron. . . . . . q. s.
M. A prendre au moment de l'effervescence.

F I N.

TABLE DES CHAPITRES.

Fin de la table.

ERRATA.

Pag. 44, dernière lig., *i' flam.*, lisez : *inflam.*

Pag. 129, lig. 3, *parfois assez souvent*, lisez : *assez souvent.*

Pag. 141, lig. 8 et 9, *quantité boissons*, lis. : *quantité des boissons.*

Pag. 149, au titre, *chap. XVIII.*, lisez : *chap. XVII.*

Pag. 313, lig. 1re., *vrsisemblable*, lisez : *vraisemblable.*

Pag. 320, dernière ligne du texte, *le*, lisez : *les.*

Page 340, ligne 1re., *llvres*, lisez : *livres.*

Page 341, ligne 9, *once et demie*, lisez : *1 once et demie.*

Page 346, avant-dernière et dernière lign., *bouillante jus-qu'à*, lisez : *bouillante, jusqu'à.*